名中医养生智慧系列

艾灸养生

总主编◎高思华

主编◎倪金霞　张淼

中国健康传媒集团

中国医药科技出版社

内容提要

本书为"名中医养生智慧系列"之一，系统阐述艾灸养生的理论与实践。全书从艾灸基础理论、历史渊源切入，详细讲解灸法操作步骤、常用穴位定位及家庭实践方法。重点分病种解析常见病的病因及艾灸治疗方案，明确阐述适宜艾灸和不宜艾灸的情况，兼具科学性与可操作性。全书语言通俗易懂，既包含传统艾灸技法精髓，又融入现代临床应用，是中医爱好者、养生人群及灸疗从业者掌握艾灸技能、提升健康管理能力的实用工具书。

图书在版编目（CIP）数据

艾灸养生 / 倪金霞，张淼主编. ——北京：中国医药科技出版社，2025.4. ——（名中医养生智慧系列）.
ISBN 978-7-5214-5148-1

Ⅰ. R245.81

中国国家版本馆CIP数据核字第2025BJ7601号

美术编辑　陈君杞
版式设计　南博文化

出版　**中国健康传媒集团** | 中国医药科技出版社
地址　北京市海淀区文慧园北路甲22号
邮编　100082
电话　发行：010-62227427　邮购：010-62236938
网址　www.cmstp.com
规格　710×1000mm $^1/_{16}$
印张　14 $^3/_4$
字数　263千字
版次　2025年4月第1版
印次　2025年4月第1次印刷
印刷　大厂回族自治县彩虹印刷有限公司
经销　全国各地新华书店
书号　ISBN 978-7-5214-5148-1
定价　**45.00元**

获取新书信息、投稿、为图书纠错，请扫码联系我们。

丛书编委会

总 主 编 高思华

副总主编 倪金霞　龚燕冰　王传航

编　　委（按姓氏笔画排序）

于　娜	马如风	王　旭	王利莹	王柳青
王楚然	韦茂英	牛彦彦	方　心	尹　韬
田　甜	冯　伟	华　静	刘　晔	刘　琴
汤怡婷	孙　宁	孙兴华	孙安宁	李　娜
李红典	李苗苗	李爱婧	李逸潇	杨正荣
时　越	吴　婵	吴　瑞	张　淼	张文华
张思琪	张涛静	张舒文	陈　枫	武晓娜
林秋全	金亚蓓	房　雪	赵　欣	赵丹丹
赵雅梅	莫芳芳	贾玮钰	贾晓颖	顾　鑫
徐元波	高胤桐	郭景宜	唐溪蔓	黄　锦
黄珍珍	葛晓彬	董陈露	蒋一佳	鲍春龄
暴雪丽	穆倩倩			

丛书前言/

　　健康是人类最基本的需求，也是我们最珍贵的财富。无论时代如何变化，人们对健康的追求始终不变。然而，在现代社会，快节奏的生活和繁忙的工作常常让我们忽视了对身体的关注，导致亚健康、慢性疾病等日益增多。如何在当前的大环境下，找到一种简便、有效、切实可行的养生之道，是我们每个人的迫切需要。

　　中医养生智慧，源远流长，博大精深。她根植于中国传统文化的深厚土壤，融合了哲学、医学、天文、地理等多学科知识，形成了一套完整而系统的理论与方法体系。从《黄帝内经》中"法于阴阳，和于术数，食饮有节，起居有常，不妄作劳"的智慧原则，到历代医家不断发扬创新的养生技法和不断积累的丰富经验，中医养生始终以人为本，以天人合一、阴阳平衡为核心，强调人与自然的和谐统一，注重身心的全面调养，追求顺其自然并与大自然合而为一、同频共振的健康生活态。作为承载着数千年东方文化结晶的健康宝藏，中医养生一直以其独特的理论体系和丰富多样的方法，护佑着中华民族的繁衍昌盛，更愈来愈成为全人类关注的焦点。

　　为了让更多人能够深入了解并受益于中医养生的智慧，我们精心组织了一批在中医养生领域造诣深厚、经验丰富的名家学者，共同编写了这套《名中医养生智慧系列》丛书。这些专家来自于不同的中医临床领域，涵盖了心理调养、针灸推拿、药膳食疗、气功调养、运动健身、音乐调养、香薰芳疗等各个学科，他们以严谨的治学态度和高度的责任感，将自己多年的研究成果与临床经验倾囊相授，力求为读者呈现一套系统、全面、实用的中医养生知识体系。

　　本丛书内容丰富多样，涵盖了中医养生的各个方面。从中医养生的基本理论和原则，到常见疾病的预防与调理；从四季养生的方法与技巧，到不同体质人群的养生策略；每一个主题都分门别类地进行了深入细致的阐述和讲解。在编写过程中，我们始终坚持科学性、实用性和可读性相结合的原则。一方面，严格遵循中医经典理论和现代科学研究成果，确保内容的准确性和权威性；另一方面，紧密结合大众的生活实际和健康需求，注重方法的实用性和可操作性。我们力求以通俗易懂的语言、生动形象的案例，将中医养生的道理、技法和注意事项，清晰明了地呈现给读者，让大家能够在日常生活中轻松理解、学以致用。同时，我们还注重文字的通俗易懂和表达的生动有趣，力求让每一位读者都能够在轻松愉悦的阅读中，领略中医养生的魅力，收获好心情；在日常生活的实践中收获健康与幸福。

中医养生并非遥不可及的"高深"知识，它是与我们日常生活紧密相连的实用智慧。每个人都可以成为自己健康的管理者，只要掌握了正确的方法，健康就可以变得触手可及。这套丛书正是为了帮助大家走出这一步，通过简明易懂、实践性强的养生方案，让每位读者都能看得懂、学得会、用得上，并且收到实际的健康效果。

健康是不可替代的幸福，更是一切幸福的根本所在。而养生则是通向这份幸福的必由之路。我们希望，这套丛书能够成为广大读者的良师益友，陪伴大家在养生的道路上不断探索和实践，实现身心的和谐与健康。同时，我们也期待通过这套丛书，能够让更多人了解和喜爱中医养生，推动中医养生文化的传承与发展，为提高全民健康素质贡献一份力量。

由于编写时间和水平有限，书中难免存在不足之处，恳请广大读者和专家学者批评指正。我们将不断努力，不断完善，为大家提供更加优质的养生知识和服务。

《名中医养生智慧系列》编委会

2025 年 1 月

在浩渺无垠的中华医学宝库中，艾灸疗法独树一帜，凭借其温通经络、调和气血、增强免疫及预防疾病的卓越功效，穿越数千年的历史尘埃，深受历代医家与广大民众的推崇与喜爱。我们编撰此书，旨在以科学严谨而不失通俗易懂的语言，将艾灸——这一古老而生机勃发的养生智慧，呈现给每一位热爱生活、追求健康的读者。

艾灸疗法，作为中医传统外治法的璀璨明珠，在历史长河中占据了举足轻重的地位。中医经典著作《黄帝内经》有言："针所不为，灸之所宜。"《扁鹊心书》亦云："保命之法，灼艾第一。"以上均凸显了艾灸在养生领域中的独特地位。明代医药巨匠李时珍在《本草纲目》中对艾灸疗法赞誉有加，称其"通透诸经，治百种病邪，起沉疴之人为康泰"，强调艾灸功效之大，实乃养生之法宝。

然而，在现代社会，随着生活节奏的加快，加之长期熬夜、饮食失调、久居空调环境等不良生活习惯的影响，阳气逐渐耗损，寒湿邪气乘虚而入，身体健康面临着前所未有的挑战。艾灸疗法作为一种绿色、自然、无副作用的保健方法，具有温补阳气、散寒除湿、固摄气血等功效，进而提升人体免疫力，增强体质，有效构筑起预防疾病的坚固屏障。

本书从艾灸的基础理论入手，全面介绍了灸法的历史渊源、现代临床应用及其在日常生活中的具体实践方法。本书采用通俗易懂的语言，结合详尽的步骤说明，帮助读者在家中即可轻松掌握基础的灸疗技能。我们致力于将传统的智慧与现代科学相融合，呈现一个全面、系统、易操作的灸法学习手册。

《艾灸养生》不仅局限于传授艾灸技术，更是一部融汇古今智慧、贯通现代生活实践的养生秘籍。本书期望通过引导读者深入学习和实操艾灸疗法，既能体会到中医养生"未病先防，既病防变"核心思想，又能将艾灸融入日常，改善自身体质，调理亚健康状态，恢复身体的内在平衡，从而全面提升健康水平。

在内容编排上，我们精选了几十种常见疾病的艾灸治疗方案，涵盖了内科、外科、妇科、儿科等多个领域，每种方案均附有详细的操作步骤，便于读者自学自用。此外，我们分享了一些简单易行的艾灸保健方法，旨在帮助读者在日常生活中轻松运用艾灸，达到防病治病、强身健体的目的。

值得一提的是，艾灸养生虽好，但并非万能之钥。本书在强调艾灸疗效的同时，也提醒读者要理性看待艾灸的作用，不可盲目跟风或过度依赖。对于某些患有严重疾病或特殊体质的人群，应在专业医生的指导下进行艾灸治疗，以免贻误病情或产生不良反应。

最后，我们衷心期盼这本《艾灸养生》能成为广大读者探索健康之路的贴心伴侣，让古老的艾灸疗法在新时代焕发出更加璀璨夺目的光彩。愿每一位读者都能通过艾灸这一自然疗法的滋养与庇护，收获身心的和谐与健康，尽享美好生活。

编者

2025年1月

目录 /

第一章

走进"艾"的世界,"艾"上养生

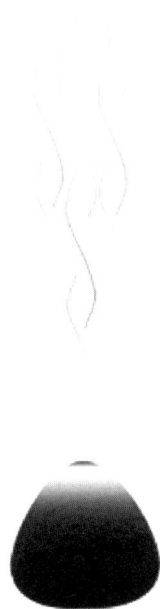

❧ 第一节　带您了解艾灸 ❧

一、艾灸的"前世今生"

艾灸疗法是人们在历史长河中不断探索发现、实践总结而逐渐形成的。从地域上来说，它源自北方草原民族，因其地势高、气候寒冷，长期的生活用火习俗让人们发现适当熏烤或烧灼身体的某些部位，可以减轻或治愈一些病痛，慢慢的热灸疗法便诞生了。后来又经过不断总结实践经验，人们选用易燃又有药理作用的艾叶作为灸疗的主要材料，这种方法称为艾灸。

艾灸是我国传统中医源远流长的宝贵遗产，是一种古老绿色的中医自然疗法。它是将艾叶制作成艾绒和艾条，然后在选定的穴位上以各种不同的方法进行灸疗。艾灸通过对人体的穴位施灸，产生温热刺激作用，可以改善人体的气血运行，有疏经通络、消瘀散结、调节脏腑气血的功能。它操作简单，疗效显著，且无毒副作用。

艾灸在几千年的中医治疗史上以其防病治病、长寿保健的作用产生了深远影响，在我国民间广泛流传。早在春秋战国时期就被广大百姓所喜爱，如《庄子》中有"越人熏之以艾"之说，《孟子》中也有"七年之疾，当求三年之艾"的记载。古人多有"家有三年艾，郎中不用来""若要安，三里常不干""若要老人安，涌泉常温暖"之类的谚语。在历史的长河中，历朝历代都可看到艾灸的发展。西汉时期就出现了艾灸的系统理论专著。唐朝已经有了在宫廷中活跃的灸疗师，达官贵人们在需要保健疗疾时，便召集自己的专用保健"灸师"上门，这也是当时一道独特的风景线。宋元明清时期，民间盛行艾灸疗法，灸法治疗以其简便、价廉、有效的特点在民间发挥着无可替代的作用。

近年来，国家大力支持发展中医，艾灸疗法操作简便，疗效确切，在广大群众中依然深受欢迎。国内外掀起了"艾灸热"，出现了许多新的灸法，如"无烟灸""燎灸""火柴灸""硫黄灸"等，发明了电热仪等各种现代灸疗仪器。同时灸法在对肿瘤放化疗后白细胞减少、支气管哮喘、白癜风等疑难病症的防治中取得了较好的效果。艾灸还开始涉及减肥、美容等领域，备受广大群众的关注。"三伏灸""三九灸"也越来越火热，在国际上的影响也越来越大，至今全世界已有100多个国家和地区将我国的艾灸疗法作为解除患者病痛的治疗方法之一。艾灸这一古老的中医外治疗法正逐渐以新的形式渗透在国内外广大群众的日常生活中，正不断焕发着崭新的容颜和勃勃生机。

二、艾灸为什么能养生和治病

艾灸具有温通经络、祛散寒邪，补虚培本、回阳固脱，行气活血、消肿散结，预防保健、延年益寿等诸多功效。艾灸的温热效应刺激透达组织深部，能够温通经络，增加人体阳气，还可以散寒止痛，用于治疗阳虚或受寒引起的肢体疼痛、胃痛腹泻等诸多疾病。艾灸能够恢复脏腑功能，补气血、填精髓，对于先天不足、后天失养、大病、久病导致的脏腑功能低下，气血虚弱等许多慢性病证有良好疗效，古代艾灸也用于阳气虚脱的急救。艾灸的温热能加速全身气血的运行，起到行气活血、化瘀散结的作用，因此，凡气血凝滞及癥瘕积聚等均是灸法的适宜病证。除治疗疾病作用外，艾灸还可以激发和增强体内正气，起到预防保健、延缓衰老、延年益寿的作用。

当代诸多研究也表明，艾灸能够发挥治疗及养生保健作用。有研究采用45℃艾灸大鼠的"足三里"，结果发现，艾灸可以保护和修复高脂血症大鼠腹主动脉的血管内皮损伤，改善血管内皮的氧化应激反应。另有研究表明，艾灸"肝俞""肾俞"可增加骨质疏松大鼠骨密度和骨矿质含量，改善骨代谢指标。针对慢性萎缩性胃炎的研究，艾灸治疗在改善胃脘灼痛、胀满、痞闷及相关指标方面均明显优于西药组。研究表明艾灸能够通过调节细胞线粒体功能从而延缓衰老。

三、艾叶是宝

艾灸最主要的材料就是艾叶。艾叶是一味中草药，性温、味辛苦，具有温经止血、散寒止痛等功效。艾叶经反复地晒杵、捣捶、筛除杂质，才得到绵细轻软的艾绒，再进一步捻搓制作成艾炷或艾条。艾灸从整体上来说可以有效治疗很多疾病，比如妇女经期小腹冷痛、月经不调、痛经、子宫出血、子宫脱垂等疾病，同时也可治疗老年人"老寒腿"、风湿性关节炎、久泄，五更泻等常见疾病。除此以外，经实践证明，艾灸还可以提高机体的免疫能力，减少放化疗对肿瘤患者的损伤。

艾灸时会产生艾烟，过去艾烟只能用来熏蚊子，俗话说："五月艾，六月蒿，七月当柴烧。"许多农户夏天将采来的艾蒿编成辫子，晒干后，点燃来驱杀蚊虫。而其实际作用远不止于此，有研究表明，艾烟可以熏杀空气中的病毒，对流感病毒、副流感病毒、鼻病毒、腺病毒等呼吸道病毒有高效和快速的抗病毒作用。

艾灸燃烧后的艾灰有妙用

- 可做成面膜。用艾灰和蛋清，或者用艾灰加牛奶、蜂蜜调成糊状，涂在脸上，以面膜的形式使用。20分钟后用清水洗干净，可深层清洁皮肤。

- 有助于消除青春痘。可在发红发肿的青春痘上抹一些艾灰，痘痘会很快干瘪，消退，一般不留痘印。

- 可作为除味剂去除异味。艾灰是天然的除味剂，把装在小布袋里的艾灰放在洗手间、厨房、杂物间等，能够起到去除异味的作用。

- 有助于治疗脚气。有脚气的朋友，把艾灰涂在患处，有止痒效果。

- 可作为干燥剂来吸湿气。有的人脚爱出汗，在脱下来的鞋子里放上一包艾灰，可有吸湿作用，也可以放在家里其他地方如床底、书柜、储物间、衣柜等。

- 用于宝宝红屁股。每个做妈妈的看到宝宝经常红屁股都会很心疼，这种情况可以用艾灰加适量的香油调匀后涂在宝宝红屁股上，然后穿上纸尿裤，下次换的时候会发现有明显改善。

- 当作肥料给花花草草施肥。艾灰是天然的草木灰肥料，把灰烬搅拌在花草的土壤里，这样种养的花花草草都长得比较旺盛。

艾叶在生活中有食用、饮用、浸泡等广泛用途

- 艾叶食用：艾叶可制成青团。将艾叶糯米一起舂合，然后包上豆沙、枣泥等馅料，用芦叶垫底，放到蒸笼内蒸熟，是清明与寒食节时南方民间的一道传统点心。每逢立春时节赣州客家人有采集艾叶做成艾米果的习俗。艾米果的形状犹如饺子，但体积更大，内有馅，美味可口，可当主食，利于消化。广东的客家人用艾叶煲汤，以祛寒暖胃。艾叶中天然孕酮的含量显著高于其他植物，尤其适合女性服用。安徽的部分地区，产妇有食用艾叶煮鸡蛋的习俗，在孕期或坐月子期间食用以暖宫、理气血、调养身体。

• 艾叶饮用：艾叶可作为"艾叶茶"。适量饮用艾叶煮沸后的茶水有排毒通气的作用。

• 艾叶浸泡：用艾叶泡脚是我们熟知的保健方法。许多宫寒、手脚冰凉、月经不调的女性用艾叶泡脚，长期坚持可以缓解上述症状。许多年迈的长者也一直坚持用艾叶泡脚，以温养身体，延年益寿。同时每日以艾叶泡脚还可除湿杀虫，治疗脚癣。除此外，干枯后的艾叶泡水熏蒸可以消毒止痒，产妇多用艾水洗澡或熏蒸，可防止产褥期母婴感染疾病。

• 艾叶外用：艾叶具有一种特殊的香味，可以驱除蛇虫毒蚁，可做成馨香枕头，有助眠解乏的功效。

总体来说艾叶是宝，灸时的艾烟可以杀病菌，灸后的艾灰可以加以利用，艾叶作为主要材料又可以加强通经活络、祛湿散寒、行气活血、扶阳固脱、防病保健、美容等作用。

四、优质艾怎么挑选

随着中医养生的不断普及，市面上琳琅满目的艾条品牌层出不穷，每一款上面都会标着"陈年老艾"或是"十年艾草"的字样，这些艾条真如宣传所说的，是用陈年艾草制作的吗？真的只有陈年艾草的效果更好吗？

知道艾条是怎么来的，您心里就有底了

艾条的制作就是把艾绒放在纸中，然后搓成像香烟状的细长圆柱形，外面再裹上起到固定作用的可燃纸，1根艾条就做好了。所以可以说艾条的质量很大程度是由艾绒的质量决定的。

艾绒则是在每年3~5月间，收集新鲜肥厚的艾叶，放在阳光下暴晒，干燥后放入器皿中捣碎，筛去泥沙杂梗，即成为艾绒。艾绒中属细绒的质量为佳。将粗绒经过数十次暴晒、研磨、筛拣后，成为土黄色的细绒。

所以在挑选的时候，可以在商家允许的情况下，掰开其中1根艾条，取出艾绒，在手里揉捻，感觉柔软、绒细、单调无杂质。优质艾绒的颜色通常是土黄色、黄色或金黄色。

劣质的艾条有害吗

一旦艾条的艾绒中含有枝梗便会出现爆燃的现象，将会有灼伤皮肤、损

伤身体的危险。假如使用的是非绵纸和工业胶制成的艾条，燃烧时刺鼻的气味会对身体造成不良影响。

从简单几点判断艾条质量

首先是颜色。艾条中的艾叶是有等级比例的，等级比例越高提取纯度越高，杂质越少，颜色越接近金黄色。等级在30∶1以上的优质艾条，颜色应该是金黄色的。如标有5∶1、8∶1、15∶1的则是比较普通的家用保健品，颜色应该是黄中略带绿色。假如黄色过深或者过于鲜艳，那么就是不正常的颜色。

其次是气味。一般2年以下或者是现摘的艾草，是日常较常见的种类，气味会比较浓或者有青草味。3年以上的是陈年熟艾，相对来说气味偏淡。而年头更久的艾条，则会有芬芳的气味。

最后也可以在艾条燃烧时进行观察。假如艾绒比较多，那么燃烧的时间将会长一些。假如购买的艾条燃烧时间较短，那么这个艾条可能有假。艾条在燃烧的时候，艾烟淡白且不浓烈，气味不会太刺鼻，烧完后的灰烬为灰白色，说明质量相对较好。不过要注意现在市场上的无烟艾条，虽然无烟但是经过了炭化，效果没有普通艾条好。

细说艾烟

艾烟，是艾灸产生的烟。正是艾绒燃烧时产生的烟、光、热，和中医经络腧穴的功能特性相互结合产生的综合作用，让艾灸起到了神奇的疗效。

艾烟对艾灸的疗效有影响吗？

很多灸友在家中进行艾灸的时候，常被四处飘窜的艾烟所困扰，觉得艾烟只是艾灸治疗时产生的无用废气，那么事实真的是这样吗？

历数艾灸的发展，从早期的艾灸悬起熏法到明清时期的实按灸，不难发现古人对艾灸疗效的解读不仅是其温热作用，更注重其"药气"发挥的作用。顾世澄在《疡医大全》中有"药气温温透入，腠理渐开"，认为艾灸发挥疗效是利用其温热开启肌腠，令药气透入机体。对烟熏法的记载最早当属《五十二病方》，该书记载了用烟熏治疗干瘙、痔瘘。汉代张仲景《金匮要略》中有烧雄黄取烟熏肛门来治疗狐惑的记载。另外在《本草纲目》等著作中也有关于临床应用艾灸烟熏的记载。近代中医学家承淡安先生也曾说："艾灸的特殊作用，不仅在于热，更在于其特有的芳香气味。"诸多前人经验都引出了同一个观点：艾烟是艾灸疗法起效的关键因素之一，是艾灸中不可或缺的一环。

艾烟对身体有害吗？

艾烟的成分复杂，目前已对其进行了很多的相关研究，但成分尚未完全清楚。根据当前实验研究，艾烟包含200多种成分，主要为烷烃、酯、烯烃、醇、酮、芳香烃类物质。其中桉油精、樟脑、桧脑、石竹烯、石竹烯氧化物、菊奥萜等物质具有抗菌、抗炎、抗过敏、抗病毒、镇痛、强心、平喘的作用。同时，研究显示艾烟含有戊苯、邻苯二甲酸酯类物质，长期接触会对人体产生不利的影响。

艾烟的组成成分中既有对机体产生良性作用的有益物质，也有部分毒害性物质。有研究指出，艾烟具有杀毒、灭菌、抗衰老、消炎、调节代谢和内分泌等作用。关于艾烟的安全性已有研究证实，低浓度的艾烟对机体是无害的，低浓度艾烟的吸入对机体多个器官或系统可以产生不同程度的良性作用，因而艾烟可以在预防和治疗疾病方面合理地应用。但长期在高浓度艾烟环境中则可能对机体产生一定程度损害，主要表现为对呼吸系统、免疫系统和循环系统等方面的不良影响。

五、艾灸的分类

日常生活中我们一般是拿着艾条在皮肤上方悬空施灸，其实艾灸方法不止这一种，还有很多分类。我们可以根据不同的病证、不同的人采取不同的艾灸方法，对于这些不同分类的艾灸您都了解吗？您知道怎么具体操作吗？

🐝 艾炷直接灸

艾炷直接灸根据艾灸后皮肤有无化脓瘢痕、有无发疱，可分为瘢痕灸、无瘢痕灸。艾炷灸直接灸即将艾炷放在所选定的穴位上进行艾灸。为防止倾斜，艾灸操作前可先在穴位局部皮肤上涂以少量大蒜汁、凡士林或清水，以增强其黏性或刺激作用。艾炷是将艾绒捏成圆锥形，每烧完1个艾炷，在中医上就称为"一壮"。一般艾炷越大、壮数越多则其刺激程度越强。一般灸5~7壮为宜。直接灸临床又分为瘢痕灸、非瘢痕灸两种。

瘢痕灸（又称化脓灸）

用火点燃小艾炷，每壮艾炷必须燃尽，除去灰烬，再更换新艾炷。艾灸时可产生剧痛，疼痛时操作者可以拍打所灸部位的周围皮肤，以缓解疼痛。待所需壮数灸完后，施灸局部皮肤往往会破损，应将损伤处擦干净，然后贴创可贴或者无菌纱布敷贴，每日换贴1~2次。这样一方面可以保护创面，另一方面也可以促进所灸处产生无菌性脓疱，这样1周以后即可化脓。此过程可每日用淡盐水清洗创口或者可每天敷贴1次玉红膏，直到结痂为止。若脓水较多也不需要过度担心，1~2周后脓水就可逐渐减少，5~6周后灸疮结痂脱落，局部留有瘢痕。临床常用于哮喘、慢性胃肠病、瘰疬、皮肤溃疡日久不愈、疣、痣、鸡眼及局部难治的皮肤病。

非瘢痕灸

艾灸后局部皮肤产生红晕而不起疱流脓，并且艾灸后也不会留有瘢痕。在艾灸过程中要注意用小艾炷施灸，施灸时稍觉灼痛即刻去掉艾炷，再换另一炷。无瘢痕灸相对于瘢痕灸，它的艾炷小、刺激量少，操作时间短，以局部皮肤红晕、自觉舒适为度。若灸时产生疼痛，术者可拍打施灸穴位周围皮肤，以缓解疼痛。若实施艾灸后局部皮肤呈黄褐色，可涂一点冰片油以防止起疱。非瘢痕灸主要适用于眩晕、慢性腹泻、风寒湿痹、湿疹、痣、疣及皮肤病溃疡不愈。

艾炷间接灸

艾炷间接灸，又称为隔物灸，是艾炷与施灸腧穴部位的皮肤用姜、盐等物隔开而施灸的一种方法。此种灸法可产生艾灸与药物的双重作用，起到"1+1＞2"的效果。

隔姜灸

将鲜生姜切成3~4mm厚的姜片，中间以针刺数孔，放置于施灸部位，后于其上放置艾炷并点燃。燃烧过程中若感到局部灼热疼痛，即刻将姜片提离皮肤，然后放下再灸。灸够所规定的壮数，至局部皮肤产生红晕为度，一般每次施灸5~10壮。此法多用于虚寒性慢性病、面瘫、冻疮等。

隔蒜灸

将鲜蒜切成3~4mm厚的片，中间以针刺数孔。具体灸法同隔姜灸。隔蒜灸后多有水疱，要尤为注意皮肤清洁护理，预防感染。此法多用于治疗瘰疬、疮毒、肺结核等。

隔盐灸

首先用纯净的食盐填平脐中，或于盐上再置一薄姜片，上置大艾炷施灸，一般可灸3~7壮，对于急性病可多灸。本法适用于阳痿不起、早泄、不孕、荨麻疹，以及美容、保健、抗衰老等。

隔附子饼灸

将附子研成粉末，加面、酒调和制成直径2~3cm，厚度约0.8cm的附子饼，中间针刺数孔。具体灸法同隔姜灸，灸至皮肤红晕为度。此法多用于身肿、疮疡久溃不敛等。

艾条灸

艾条灸包含温和灸、雀啄灸、回旋灸与实按灸4种。用薄绵纸包裹艾绒卷成圆筒形的艾条，施灸时点燃一端，在穴位或患处施灸。

温和灸

将艾条的一端点燃，对准施灸部位，距皮肤悬空2~3cm进行灸疗，使患者局部有温热感而无烧灼、疼痛感。一般每穴施灸5~10分钟，以皮肤红晕为度。在施灸时要注意对于局部知觉减退的患者，实施操作者可将食、中二指放于施灸部位两侧，这样可通过实施操作者的手指来感知患者局部受热程度，以便随时调整施灸的高度，防止烫伤。本法可用于面瘫、白癜风、皮肤瘙痒症、血管炎等多种疾病。温和灸对于灸治慢性病有良好的效果。

雀啄灸

点燃艾条一端后，与施灸部位并不固定在一定距离，艾条一起一落，像鸟雀啄食一样，一上一下地施灸称为雀啄灸。一般每个穴位灸10~15分钟，移动范围在3cm左右。雀啄灸更多地用于灸治急性病。

回旋灸

又称熨热灸法，是指将燃着的艾条在穴区上方约3cm高处做往复回旋移动的一种艾条悬起灸法。一般每穴10分钟左右，移动范围在3cm左右。本法优点在于温热刺激范围较大。

实按灸

将艾条（通常用药艾条）点燃一端，隔布或绵纸数层，紧按在穴位上实施灸法，犹如针刺一般，稍留1~2秒。此法可以使热气透入皮肉之内，待火苗熄灭、热度减退之后，再点火重复紧按在穴位上实施灸法的过程。每穴可根据病情的轻重按灸几次至几十次不等。此法常用于风湿痹病。根据个体需要不同在艾条中加入不同药物可制成太乙神针、雷火神针。

温针灸

温针灸又称"针上加灸""传热灸""烧针尾"，是针刺与艾灸相结合的一种方法。适用于既需要留针，又需要施灸的疾病。温针灸是在针刺得气后，将毫针留在适当深度，将艾绒捏在针柄上点燃，直到艾绒燃尽为止，或可在针柄上穿置一段长1~2cm的艾条施灸。此法可使热力通过针身传入体内，达到治疗的目的。适应证广泛，如虚寒性病证，腰脊、关节、肢体冷痛，胃脘冷痛，闭经、痛经等。

长蛇灸

长蛇灸又称为铺灸、督灸。施灸时沿脊柱铺敷药物，形如长蛇，因此而得名。

长蛇灸一般是在后背部常规消毒后，在督脉大椎穴至腰骶部涂上大蒜汁，并均匀撒上药粉（一般由麝香粉50%，斑蝥粉20%，丁香粉、肉桂粉各15%的比例混合而成），在粉上可再铺5cm宽，2.5cm高的蒜泥，为防止散落，周围用绵纸围住。用手将艾绒捏紧成梭形艾炷后放在蒜泥中间，铺上3cm宽、2.5cm高的艾绒，然后点燃艾炷头、身、尾3处，让艾炷自然燃烧直至燃尽。燃尽后再铺一层艾炷施灸，一般铺2~3次艾炷或直到患者口中有蒜味时停止艾灸。灸后皮肤出现深色潮红，让其自然出水疱，注意不要自行弄破，防止感染。直至第3天时，可用消毒后的针刺破水疱，放出液体，表面覆盖一层消毒纱布。每隔1天进行消毒处理，直至结痂脱落，脱落后一般不留瘢痕。长蛇灸的治疗时间多选用三伏天，每年可进行1次。灸后要注意调养。长蛇灸具有温补肾阳、调和阴阳、温通气血、消肿拔毒的作用，适用于虚寒的慢性疾病。

🐝 温灸器灸

用特制的木质灸盒，内装艾条并把灸盒固定在一个部位进行施灸的一种温灸器灸法。适用于背部和腹部的穴位，具有多经多穴同治、火力足、施灸面广、作用强、安全方便等优点。

具体操作方法如下：施灸时，把灸盒安放在应灸部位的中央，点燃两块2~3cm左右长的艾条后，置于铁纱上，盖上盒盖，放置穴位或者患处。每次可艾灸15~30分钟。此法适用于较大面积的灸治，尤其适用于腰、背、腹部等面积较大的部位。对于慢性、虚寒性及病变部位广泛者尤为适宜。此法简单方便，尤其适用于家庭艾灸。

🐝 其他类型灸法

☆"天灸"发疱疗法

"天灸"近代又称为"发疱疗法"，是用对皮肤有刺激性的药物敷贴于穴位或者患处，使局部充血、起疱，故称药物灸。如斑蝥灸、白芥子灸、蒜泥灸等均属于此范围，可用于治疗疟疾、哮喘、关节炎。

斑蝥灸

斑蝥是一种甲虫，含斑蝥素，对皮肤有较强的刺激作用。用时研成末，用甘油敷贴于皮肤，发疱作用强，用于治疗面瘫、癣等。

白芥子灸

白芥子含有挥发油，对皮肤有刺激作用。用时研末水调，发疱作用显著，用于治疗关节疼痛等。或可以调和其他药物制成敷贴，敷于肺俞、膏肓、百劳等穴治疗哮喘。

蒜泥灸

大蒜性味辛温，对皮肤有刺激作用。把大蒜捣成泥，敷贴皮肤能起疱。如贴鱼际穴处，使之发疱，可治疗喉痹；贴合谷穴处发疱可治扁桃体炎等。但要注意灸后调护，防止感染遗留瘢痕。

☆灯草灸

灯草灸又称为灯火灸。方法是使用灯心草1根，以麻油浸之，点燃后于应灸的腧穴上点灼。本法可驱散风邪、化痰、解表，多用于治疗腮腺炎。

六、艾灸时令

当今社会人们越来越重视养生，夏日三伏灸与冬日三九灸现在也越来越火热，想必大家或多或少都听说过，接下来我们来具体了解下相关知识。

三伏灸

三伏灸疗法早在清朝就有明文记载了，明末清初的医家张璐在《张氏医通》中提道："冷哮灸肺俞、膏肓、天突，有应有不应，夏月三伏中用白芥子涂法，往往获效。"这里讲的就是对于中医学中的哮喘冷哮证，在夏天的三伏期间用白芥子涂抹后进行艾灸，往往收到良好的疗效。三伏灸，顾名思义，是在夏季三伏天进行艾灸或者穴位敷贴的一种外治疗法。它是中医学"冬病夏治"与"治未病"理论相结合的产物，对虚寒性疾病能够起到良好的预防和治疗效果。在三伏天期间，夏季自然界阳气旺盛之时，予以温补之法，从而激发人体阳气、平衡阴阳，消除潜留病根，既能治疗好发于冬季或易在冬季加重的虚寒性疾病，也是在夏季所做的预防性治疗，起到"治未病"即防病、保健的作用。目前医院在三伏天除采用中药穴位敷贴治疗外，隔姜灸、隔盐灸、隔蒜灸等间接灸也是一种常见的治疗方式。

什么疾病适合三伏灸呢？凡是秋冬容易发生、加重或者复发的疾病，都属于"冬病夏治"的范围。这些疾病有一共同特征就是容易受冬季寒冷气温变化的影响，气温变化剧烈时病情会加重。三伏灸是"冬病夏治"理论的具体实践，主要用于在秋冬容易复发或者加重的慢性、顽固性的呼吸系统疾病。例如咳嗽、哮喘、慢性支气管炎、变应性鼻炎等。随着三伏灸疗法的进一步发展，对于其他系统疾病的治疗也逐渐应用于临床，例如"冬病夏治"三伏灸治疗类风湿关节炎、骨关节病等疾病中属于虚寒范畴的证型有很好的疗效，对关节疼痛、肿胀均有明显的缓解作用。再如根据一些脾胃病患者的三伏灸疗效反馈，我们发现三伏灸对秋冬季节容易反复发作的慢性脾胃病不仅能够起到良好的治疗效果，还能够起到很好的预防作用。因此可以发现，三伏灸将防病与治病有机地结合起来。

还有一些女性经常受到痛经的困扰，三伏灸治疗原发性痛经也有不错的效果。此外，健康人也可用灸疗做日常保健。

❀ 三九灸

三九灸是对三伏灸的补充。三九天是人体阳气最弱、阴气最盛的时候，三九天进行艾灸或者穴位敷贴可以振奋、补充人体阳气，以阳克寒，可以疏通经络、平衡阴阳、调节脏腑。

冬季是各类呼吸系统疾病的好发之时，三九天是一年中最冷的时候，天寒地冻，人体阳气宣发不畅、潜藏于内，气血无法正常运行，皮肤干燥、毛孔闭塞，在三九天进行艾灸或者行天灸疗法敷贴穴位，能温阳益气，健脾补肾益肺，祛风散寒，活血化瘀，激发人体正气抵抗邪气。三九灸与三伏灸一样是人体养生的有效方法，因此每年冬季进行三九灸能够加强和巩固三伏灸的疗效，三九灸与三伏灸相配合，做到夏养三伏、冬补三九，能显著提高人体免疫能力，疗效也会更佳。

我们自己也可以做三伏灸或者三九灸吗？因为涉及三伏灸、三九灸的器材、专业知识、安全因素等各种原因，建议各位灸友到正规的医院进行三伏灸、三九灸。

❀ 第二节　艾灸禁忌及操作要点 ❀

一、哪些情况要对艾灸说不

艾灸如此方便简单，但它适合所有人吗？相信很多人有这样的疑问，以下介绍一些艾灸的禁忌。

不同病证灸法禁忌
- 对于热性病或是阴虚内热的人禁灸。热性病多会出现高热、神昏、口干、尿黄、大便干等症状，灸法本身是属于偏温补的疗法，若热性病或者阴虚病证再使用此法会容易加重不适症状。
- 对于大量吐血、昏迷、抽搐，或身体极度衰竭者也不要使用灸法。
- 患有肺结核、咯血，心脑肾有重大疾病者不宜进行艾灸。
- 皮肤局部红肿热痛、感染、溃疡、急性炎症期间不宜灸，以防止加重感染等。

• 处于癫痫急性发作期，某些传染病、精神病不宜进行艾灸。

不同部位灸法禁忌

• 颜面部不宜直接灸，以防止出现水疱，形成瘢痕影响美观。

• 重要器官、血管处禁灸：如心脏处、大血管处、大的神经、女性乳头等处，以免造成严重损伤。

• 关节活动部位不宜使用瘢痕灸，防止化脓感染、影响关节活动。

• 妊娠期妇女下腹部以及腰骶部慎灸，以免引起早产或者流产。

• 幼儿囟门未闭时，头顶也不宜艾灸，以免灼伤幼儿大脑。

不同人灸法禁忌

• 过饥、过饱、过于口渴、极度疲劳、醉酒、大汗淋漓者，过于愤怒、悲喜、惊恐、情绪不稳者不宜艾灸。

• 月经正常的女性，经期慎用灸疗，以防增加出血量。（当然，对于艾灸治疗月经病者除外。月经不正常的女性，痛经、经期小腹冷痛者，可在经期艾灸）。

• 对艾叶、艾烟过敏者，对艾灸恐惧者不宜灸。

• 我们施灸时一定要注意这些禁忌证，以防止错用灸法加重不适症状，如果有不了解的可以咨询专业医生，这样艾灸才能够发挥它应有的疗效。

二、艾灸的细节您注意了吗

艾灸疗法运用广泛，效果显著，但疗效是所有因素综合作用的结果。在进行艾灸操作时，我们还要留意一些小细节，只有面面俱到，才能保证疗效。

艾灸前准备

• 冬天艾灸，防寒保暖是必不可少的准备工作之一。艾灸时需要暴露皮肤，冬天要注意防寒，可准备棉衣或烤灯。

• 夏天艾灸，要注意防止中暑，调整室内温度，准备好通风换气设施。

• 准备好铁质防火容器，以便承接艾灸过程中的艾灰。如果是隔姜、隔盐灸等，准备好相应物品。

• 保持心平气和。

您的艾灸体位是否正确

艾灸的过程其实也是一个全身心放松享受的过程，若是施灸体位摆不好，则容易产生疲劳，甚则出现"晕灸"现象。一般来说，若要灸治面部、颈部、胸部、腹部、上肢掌侧、下肢前侧和手足背等穴位选仰卧位。若想灸治后头、后颈、肩部、背部、腰部、骶部、臀部、下肢后侧和足底等穴位可选取俯卧位，俯卧时胸前可垫软枕。若是有颈腰背疾患无法长时间俯卧位可选侧卧位施灸。坐位也可用于头部、肩臂、后颈区背部等穴位的治疗，但若是您身体平素较虚，同样的穴位卧位要比坐位更适合，不可为了方便省事强忍坐位施灸。

施灸过程中您分心了吗

有些人经常边艾灸边打电话工作，或者边艾灸边看电视，觉得可以同时进行，合理利用时间。其实这样的做法不能保证艾灸疗效。灸法过程中需要专注体察灸感，艾灸和针刺一样，敏感的穴位会给机体传达出特殊的感觉，精神集中的话更容易体察到这种感觉，疗效会更好。若您在艾灸过程中不认真，没耐心，则艾灸也会以彼之道还施彼身，只对您走走皮肤表面上的过场，不会把他的热量传导到您的皮肤深层，疗效就要打折扣。

艾灸越烫越好吗

有些朋友可能会认为艾灸火力越大越能渗透病灶，效果越好。于是觉得烫点没关系，喜欢在艾灸过程中把艾条举得离身体很近，认为这样病会好得更快，温温的反而觉得自己没灸好。这种心态就好比胃寒的人更喜欢喝滚烫的热水而不喜欢温水一样，身体虚寒喜暖无可厚非，但也要把握度。况且艾灸起效靠的不单单是热量，关键穴位的选择也是重要一环，它是多种因素综合起来的结果。所以艾灸的时候并不是越烫越好，温度过高的话，不仅仅会烫伤皮肤，艾灸疗效也不会因此而与其成正比。

艾灸穴位多多益善吗

许多初次使用艾灸的朋友，觉得艾灸简便有效，可操作性强，一次性喜欢艾灸很多个穴位，多管齐下。但其实对不同疾病、不同体质、不同年龄的人来说，取穴多少不能一概而论。对于正常人来说，一次艾灸多个穴位，身体会出现疲劳，1+1并达不到2的效果。所以艾灸的取穴"贵精"而"不贵多"，古人每天只灸足三里都可以延年益寿。因此正确做法是选准穴位，循序渐进，稳扎稳打，让身体不断适应艾灸带来的好处，穴位保持在每日3~4个即可！

🦟 艾灸应该在白天还是夜间做

其实，艾灸的时间不是固定一成不变的，但最好是在白天进行。有些人觉得白天上班没时间，喜欢晚上下班回去做艾灸，偶尔这样是可以的，长期可能会干扰睡眠。有些人会出现晚上艾灸后兴奋、无法入睡的情况，这是因为夜间施灸容易扰动阳气。我们白天以活动为主，阳气需调动，晚上则主要以安静为主，长期夜晚扰动阳气，则阳气亢奋会出现失眠情况。所以艾灸还是最好以白日为佳。

🦟 一些特殊的部位您灸对了吗

仰卧位、俯卧位，可适用于人体大部分穴位，但对于一些稍特殊的部位如会阴，您知道如何灸吗？其实，可采用一些简便的小技巧来帮助施灸。如艾灸会阴时，可充分利用抽水马桶，用坚硬小板将马桶的排水孔挡住，上置铁板或瓷盘来隔火。把折成3~4cm的艾条小段点燃，放在隔火的容器上，调整合适高度，以有温热、能忍受为度，之后即可开始施灸。

🦟 艾灸时间越长越好吗

艾灸时间没有绝对的标准，主要根据自身具体情况而定，不一定时间越长效果越好。临床中，若是有舌苔黄腻、小便黄赤等热症者，过长时间的艾灸反而会使其"上火"更加严重。而有些如类风湿关节炎等湿寒较重，或是如癌症等正气严重亏虚的患者，每天艾灸3~4小时也不会出现"上火"的症状。因此施灸周期的长短及单次艾灸的时间，须根据自身的情况而调整，在此我们只为您提供一般情况下的指导建议。

艾灸频率及周期的建议

施灸频率及周期长短的原则，须根据我们的初衷及症状的改变情况而灵活调整。一般而言，如受寒后的头痛、腹痛等急性病，偶发病，有时只灸一两次就结束了。以需要而定，若症状好转则可停止，不必限制时间和次数。如长期咳嗽、腹胀等慢性疾病可遵循"灸从久，长期施行方能见功"的原则。一般前3天，每天灸1次，以后间隔1天灸1次，或间隔2天灸1次，可连续灸治1个月、2个月、3个月，甚至半年或1年以上。具体可视症状改善的情况逐渐降低频率。需要注意的是，冰冻三尺非一日之寒，慢性疾病成病时间久且原因复杂，不可因急于求成，而太过频繁施灸，以免过犹不及。如果是为了健身保健，可以每月灸三五次，终身使用。若中途出现"上火"的症状，则降低频率，或是暂停1~2周，待"上火"的症状缓解，再继续艾灸。

单次艾灸时间长短的建议

和艾灸周期的长短一样，单次艾灸时间的长短也是根据自身情况而定的，只是需要更加贴合自身的体质，所以流程上要更加耐心。首先，我们需要了解自身对艾灸的敏感程度，所以可从单次施灸5~10分钟开始，循序渐进增加或减短时间。原则就是在不让自己出现口干口渴、舌苔黄腻等"上火"症状的前提下，逐渐改善症状，给身体一个适应的过程。

❀ 艾灸有补泻吗

☆ 什么是补泻

我们在中医科就诊时，常常能听到医生说"您得补补身体"或是"给您泻泻火"。他们口中常说的补泻是什么意思呢？

"补"全称叫作补法，主要功能是补身体的不足，增强脏腑器官的功能，补益人体的阴阳气血以抵御病邪。"泻"全称叫作泻法，主要功能是祛除邪气，以利于正气的恢复。

☆ 艾灸中的补泻

正如《丹溪心法》中所说，"灸法有补火、泻火。若补火，艾焫至肉；若泻火，不要至肉，便扫除之。"意思大概是说补法施灸，将艾炷点燃，不吹艾火，让其自然燃烧至熄灭，火力小；泻法施灸，将艾炷点燃后，迅速吹艾火，促其快速燃烧，火力猛，患者觉得烧灼感时，立刻换一炷，此可开穴而驱散邪气。

艾灸补法多采用刺激性较弱的灸法，艾灸泻法则采用刺激性较强的灸法。由此可见，灸疗的"补泻"是通过不同的艾灸方法激发机体自身的调节功能，从而产生补泻的作用，达到扶正祛邪的目的。

☆ 如何用补泻的手法自行艾灸

我们平时自己在家里艾灸时，应尽量避免艾炷灸这种需要一定专业技术并且有一定操作难度的艾灸方法，以免引起不必要的烫伤。艾条灸这种灸疗方法更适合在家中自行艾灸的灸友，艾条灸操作简单又容易上手。

应用艾条灸补法的操作要点

点燃艾条后，不吹旺艾火，等待它缓慢地燃烧，火力小，使火力缓缓透入深层；灸疗完毕后用手按住艾灸的部位或穴位，再移开艾条，使真气聚而不散。

应用艾条灸泻法的操作要点

点燃艾条后，用嘴不断吹旺艾火，火力较猛，艾条燃烧速度快；艾灸完毕后不按艾灸的穴位，移开艾条即可，此可使邪气外散。

第三节　艾灸后注意事项

一、艾灸特殊状况，您会处理吗

晕灸，您了解吗

灸法和针刺疗法并为两大类常见的安全有效的非药物疗法，灸法自古就被历代医家所推崇，而且较针刺疗法也更为安全，对多数病证都能起到很好的治疗或辅助治疗作用。艾灸易于操作，简便易行。但是对于第1次施灸的人来说，可能会因为体质弱，过于紧张，过饱或过饥等原因出现类似晕灸的不良反应。表现为手足发冷、心慌多汗、恶心呕吐、头晕眼花、心慌气短甚至晕厥等症状。一般来说，晕灸并不常见，做好预防可以有效防止晕灸发生。

为什么艾灸可能会出现晕厥

晕厥通俗的理解就是人晕过去了，意识丧失，什么都不清楚了。其实出现晕灸和晕针的道理是一样的，当我们机体受到某种刺灸法强烈的刺激时，引起机体迷走神经的兴奋。迷走神经兴奋导致周围血管的扩张，血管扩张后周围血管中的血量就会增加，回到心脏的血液变少，心脏能泵出的血液就会减少，血压下降，到达脑中的血量减少，出现暂时性的供血不足，人就会晕过去。

如何预防晕灸发生

• 增强体质。平素体质差的人容易出现晕灸。

• 尽量放松心情。艾灸时精神高度紧张或心情抑郁，过于敏感的人容易出现晕灸。

• 避免艾灸量过大。

- 选择合适体位。应选择卧位，避免坐位或直立位等不当施灸姿势。
- 保持空气流通。如气压低的闷热季节，空气不流通易发生晕灸。
- 避免过饱或饥饿状态做艾灸。

如何及时发现晕灸

当艾灸时感觉头部各种不适感，如头晕、头沉、头痛、脑袋发蒙，眼花，耳鸣，上腹部或全身不适，恶心想吐，心脏跳动不适，如心跳加快、心慌；出现面色苍白，出冷汗，打呵欠等症状，多为晕灸先兆，此时应及时告诉家人或医生，不可强忍。此时如果在医院，医生会迅速采取措施；如果在家里，我们也要知道万一发生晕灸该如何处理。下面我们会具体说明。

出现晕灸怎么办

迅速停止施灸，让患者于空气流通处平躺，松开衣带，注意保暖。双脚垫高，头部放低（不用枕头），轻者静卧片刻，给饮温热开水或糖水后，可慢慢恢复正常。重者可指压人中，及足三里、内关等穴位，或艾灸百会、关元等穴位，可慢慢恢复。若仍不省人事，可立即前往医院就诊。

艾灸后起水疱

有时艾灸后可能会因为操作时间过长或者操作不当有轻度的烫伤反应，在艾灸局部皮肤表面出现水疱。若疼痛的话，可以先物理降温，采用冰敷或者用凉水冲等方法。对于水疱的处理，水疱较小的，直径1cm以内，一般不需要处理，可待其自然干瘪，自行吸收，但须注意避免硬物磨损，保持皮肤清洁。水疱比较大的，最好由专业人员操作，需要在局部先用碘伏消毒，再用消毒针或一次性无菌针灸针从水疱下方刺破，放出液体，后用消毒棉吸收水疱液体，不要擦破皮，再次碘伏消毒后涂以烫伤油或消炎药膏，无菌纱布包扎，防止感染，一般14天即可痊愈。

艾灸后"上火"

由于每个人的个体差异有所不同，有的人艾灸后治疗效果很好，基本没有什么不良反应；有的人则比较敏感，出现各种艾灸后的现象。例如艾灸后"上火"，就是会出现口舌干燥、口渴、口腔溃疡、口中发苦、舌苔黄、小便黄、便秘等症状。

遇到艾灸"上火"这种情况，需要稍微暂停艾灸几天至几周不等，多喝水，保证睡眠，清淡饮食。晚上可用艾叶进行泡脚，加大引火下行的力度。如若感觉上身热、下身凉，可艾灸涌泉穴、太溪穴5~10分钟达到引火归原的目的。

"上火"症状消失后，假如还想艾灸，可以减少单次艾灸的时间，以及艾灸的频次，给身体一个适应的过程。根据身体适应的情况，逐渐增加至自身最适应的艾灸时间和频次。并在每次艾灸前喝一杯温水，水的温度宜略高于体温，在每次艾灸治疗结束后，再补充一杯60℃左右的热水。

艾灸后失眠

有的人艾灸后，晚上觉得睡不着觉，若是因精神亢奋睡不着，不用担心。艾灸有振奋人体阳气的作用，让人觉得精力充沛，是艾灸后正常的反应。可以做一些简单的活动，等有了睡意后再行入睡。若是觉得疲乏无力睡不着，又累又困，但又睡不着，多是因艾灸不当造成，停灸一段时间或是调换穴位后，观察是否好转。

艾灸后起红疹

有的人艾灸后身上起红疹，若是每次艾灸都会出现这种现象，可能是对艾条过敏造成，可以选择无烟艾条或者停灸。如果只是偶有的现象，疹子不痛不痒，那是艾灸能固护人体正气，帮助正气驱赶邪气，邪气外出在人体的表现，可以继续当前艾灸治疗。

二、艾灸后如何日常护理

艾灸虽然操作简单，但是做完艾灸并不是意味着就结束了，艾灸后也有一些需要我们注意的地方，否则灸后不注意可能会加重病情或引发其他安全问题。

- 许多人艾灸以后身上会微微汗出，觉得身体暖暖的，这时候要注意避风寒，不要立即用冷水洗手或洗澡，可等3~4个小时后再洗澡，身体比较虚弱的可等第二天再洗澡。
- 艾灸后可以适当饮用一些温开水补充体液，缓解艾灸后口渴咽干的症状。一定不能直接饮用冰水或凉水，最易损伤脾胃功能。
- 艾灸后饮食上也有需要注意的地方，不要食用辛辣刺激之品，包括烟、酒、咖啡、浓茶、葱姜蒜、辣椒等。多食蔬菜。水果大多属于凉性，也要少吃。
- 艾灸后还需要合理作息，保持心情舒畅，多到户外运动或散步。
- 艾灸完毕后注意用水将艾火熄灭，以防引起火灾。

第二章

精准定穴，疗效更优

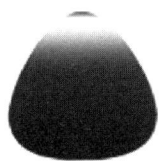

第一节　腧穴分类，您了解吗

随着养生知识的普及，老百姓对一些常用穴位并不陌生，比如提起"虎口"，大家都知道这个穴位就是合谷穴，它位于手背，半握拳时第一二掌骨间的凹陷处，平时牙疼头痛或者是晕车出现恶心想吐时可以按揉此穴；说到足三里穴，大家都知道它位于小腿前侧，可以治疗食欲差、胃痛、腹痛等脾胃不适的诸多症状，还能治疗下肢寒凉、麻木疼痛等不适症状；涌泉穴大家就更熟悉了，位于脚掌凹陷中，大家都喜欢睡前搓揉至发热以安神助眠，或是有虚火时比如咽干、头晕等也可以按揉用来清虚火。大家有的时候会发现身体某个部位不舒服，或酸胀或疼痛，按揉最不适的那个痛点之后，不适感会逐渐减轻甚至消失。可能您不知道，这个痛点也是穴位之一，传统经络腧穴理论中把它叫作阿是穴。那么您可能会好奇了，穴位这么多，到底有哪几类呢？以下给大家简单介绍一下，以便以后运用时可以做到心中有数。

大家口中常说的穴位也就是针灸理论中的腧穴。针灸理论里把人体的穴位分为经穴、奇穴、阿是穴3大类。

什么是经穴呢

顾名思义，经穴就是指分布在经络上的穴位，简称"经穴"。大家都知道人有任督二脉分别分布于人体前后正中线上，另外还有十二条经脉贯穿于人体头面、手足、胸腹部。分布在这十四条经脉上的穴位，总称为"十四经穴"，即经穴。全身经穴有362个，是腧穴的主要组成部分，它们有固定的名称和位置，有明确的治疗功效。比如上文提到的合谷穴，有固定的名称和位置，能治疗头面部诸多病证，还能治疗肠病、发热、多汗、疼痛等病。此外大家熟知的足三里、三阴交、神阙、百会等穴位都是经穴。

奇穴

是指虽分布在经络之外，但是也有具体的位置和名称的经验穴，统称"经外奇穴"，简称"奇穴"，就是咱们常说的"经验穴"。这些腧穴主治功效比较单一，多数对某些病证有特殊或者奇特的疗效。比如大家会经常按揉头顶的四神聪穴，可以预防健忘，提高记忆力；外劳宫穴对落枕效果很好；腰痛点穴对急性腰痛效果明显。

阿是穴

既不是经穴也不是奇穴，"以痛为腧"就是指阿是穴。身体某些部位会出现一些压痛点或者是阳性反应点（比如皮肤颜色改变、小丘疹、异常凹陷或者隆起等），可以作为治疗疾病时的取穴。这类穴位既没有名称，也没有固定位置，一般位于病变部位的附近，也可以在与病变部位距离较远的地方。比如脚扭伤后，局部会有红肿疼痛最明显的点，此处取穴就是阿是穴；也可在手腕附近寻找压痛最明显的点进行按揉或者针刺，这个点也是阿是穴。

第二节　穴位位置，您找准了吗

上面简单了解了穴位的分类后，接下来说一说穴位该如何定位。不知大家平时有没有体会，同一个穴位有时会因为定位没那么准而疗效不佳。这个时候可能您会犯愁了，每个人高矮胖瘦不同，如何才能精准地找到穴位呢？下面给大家介绍一下常用的定穴方法。

手指度量法

利用患者本人的手指作为测量的尺度来量取穴位，称为手指度量法，又称为"手指同身寸"，这个方法是临床上最常用的找穴方法。1寸和3寸最常用，接下来看看如何定寸。

拇指同身寸

患者拇指指间关节的宽度为1寸，是指寸法中最常用的一种。比如内关穴在两条肌腱之间、腕掌侧远端横纹上2寸，就可以用这种方法定位。

中指同身寸

患者中指屈曲时中节桡侧两端纹头之间的距离为1寸。此法较骨度分寸法相比略长。

横指同身寸

患者第2~5指并拢，以中指的近端指间关节水平的4指宽度作为3寸，4横指为一夫，即3寸，又称"一夫法"。横指同身寸也是指寸法中较为常用的一种。比如足三里穴在小腿前外侧，犊鼻穴下3寸，这个3寸就可以用横指同身寸定位；距胫骨前缘1横指（中指1寸）。

🐝 体表标志定位法

体表标志主要指分布于体表的骨性标志或肌性标志。有些穴位比较隐蔽，需要借助活动标志来取穴，通过采取相应的活动姿势，在关节、肌肉、皮肤处才会出现的凹陷、皱纹上来定穴。比如张口取耳门穴、听宫穴、听会穴，闭口取下关穴；屈肘取肘横纹处的曲池穴。有些穴位比较好找，借助人体固定标志比如五官、脐窝、指甲、骨头凸起、凹陷，肌肉隆起来取穴的方法。比如两眉中间取印堂穴；脐旁2寸取天枢穴；低头时后项显示最高的第7颈椎棘突下取大椎穴等。

🐝 骨度分寸定位法

骨度分寸法，是指以骨节为主要标志测量周身各部的大小、长短，并依其尺寸按比例折算作为定穴标准的方法。这种测量方法以患者本身的身材为依据，即不管男女老少、高矮胖瘦，肘横纹到手腕掌侧远端横纹都为12寸。

部位	起止点	折量寸	度量法	说明
头面部	前发际正中至后发际正中	12	直寸	用于确定头部穴的纵向距离
	眉间（印堂）至前发际正中	3	直寸	用于确定前或后发际及头部腧穴的纵向距离
	两额角发际（头维）之间	9	横寸	用于确定头前部穴的横向距离
	耳后两乳突（完骨）之间	9	横寸	用于确定头后部穴的横向距离
胸腹胁部	胸骨上窝（天突）至剑胸结合中点（歧骨）	9	直寸	用于确定胸部任脉腧穴的纵向距离
	剑胸结合中点（歧骨）至脐中	8	直寸	用于确定上腹部腧穴的纵向距离
	脐中至耻骨联合上缘（曲骨）	5	直寸	用于确定下腹部腧穴的纵向距离
	两肩脚骨喙突内侧缘之间	12	横寸	用于确定胸部腧穴的横向距离
	两乳头之间	8	横寸	用于确定胸腹部腧穴的横向距离
背腰部	肩胛骨内侧缘至后正中线	3	横寸	用于确定背腰部腧穴的横向距离
上肢部	腋前、后纹头至肘横纹（平尺骨鹰嘴）	9	直寸	用于确定上臂部腧穴的纵向距离
	肘横纹（平尺骨鹰嘴）至腕掌（背）侧远端	12	直寸	用于确定前臂部腧穴的纵向距离
下肢部	耻骨联合上缘至髌底	18	直寸	用于确定大腿部腧穴的纵向距离
	髌底至髌尖	2	直寸	

续表

部位	起止点	折量寸	度量法	说明
下肢部	髌尖（膝中）至内踝尖	15	直寸	用于确定小腿内侧部穴的纵向距离
	腔骨内侧下方阴陵泉至内踝尖	13	直寸	
	股骨大转子至腘横纹（平髌尖）	19	直寸	用于确定大腿前外侧部穴的纵向距离
	臀沟至腘横纹	14	直寸	用于确定大腿后部穴的纵向距离
	腘横纹（平髌尖）至外踝尖	16	直寸	用于确定小腿外侧部腧穴的纵向距离
	内踝尖至足底	3	直寸	用于确定足内侧部腧穴的纵向距离

🐾 简便取穴法

简便取穴法，是一种简便易行的腧穴定位方法，比如半握拳，中指端所指处取劳宫穴；双手自然下垂，中指间端取风市穴。

穴位所在的部位，按揉起来会有较为明显的酸胀或酸痛感，旁边非穴部位一般没有这种感觉，大家可以运用上述方法定位的同时可以结合酸痛最明显的部位进行定穴，这样有助于大家更快地找到穴位。

☁ 第三节　穴位功效知多少 ☁

老百姓都有一些生活小常识，常常通过按揉某些穴位来解决平时常见的一些病症，比如眼睛疲劳时点按眼周的攒竹穴、四白穴或是太阳穴；吃得太饱时按揉胃脘处的中脘穴等。可能您见过脚踝扭伤不治脚，按揉手腕上的一些穴位，脚上的疼痛也可以立刻减轻；生气后觉得两胁肋胀满不舒服，按揉脚上的太冲穴很快症状就能缓解；落枕之后脖子不能动了，按揉外劳宫穴后疗效立竿见影。这时您可能就好奇了，这些穴位和病变部位离得这么远，看起来毫无关联，如何疗效就能立竿见影呢？那么下面介绍穴位治疗疾病有哪些特点。

🐾 治疗局部病证

所有腧穴都有这个治疗特点，比如胃部的中脘穴、梁门穴等都能治疗胃病，颊车穴、下关穴可以治疗牙疼，肩周的穴位可以治疗肩膀疼痛，肾俞穴、大肠俞穴可以治疗腰疼，还有一些阿是穴可以治疗局部疼痛等。

治疗远隔部位的病证

这是源于经脉循行的理论，上文中提到的经穴就有这个作用。一般这些经穴分布在四肢的肘膝关节以下，比如足三里穴可以治疗胃病，合谷穴能治疗牙疼，委中穴能治疗腰背疼，后溪穴能治疗落枕等。

调节作用

调节作用是指某些穴位能够对身体内亢进或者被抑制的功能进行双向调整，使其归于正常，即同一个穴位可以治疗截然相反的两个疾病。比如泄泻时针刺天枢穴能止泻，便秘时针刺天枢穴能通便；内关穴在心率快时可以减缓心率，在心率慢时可以加快心率。整体调整作用，一些穴位对全身性的病证都有调整作用，比如足三里、关元、神阙、膏肓等补益的穴位可以防病保健、增强体质。

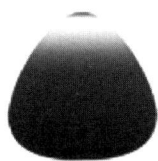

第一节 从头到脚治百病

头面部疾病

一、头痛

什么是头痛

头痛经常被老百姓称为"头风"，是指以头部疼痛为主要临床表现的病证，90%以上的人群都经历过头痛。医学上有原发性头痛和继发性头痛之分。绝大部分头痛均为原发性头痛，又称功能性头痛，与其他疾病无关，包括偏头痛、紧张性头痛和丛集性头痛；少数头痛属于继发性头痛，又称为"症状性头痛"，是由于其他疾病所引起，如高血压、脑动脉硬化、颅脑外伤、肿瘤等所致的头痛。头痛病因复杂，具有反复发作，难以痊愈的特点。很多人在头痛初期都未予重视，但反复发作的头痛将严重影响正常生活，长久下去会危害身体健康。

什么原因会导致头痛

中医学认为头为"髓海"，是"诸阳之会""清阳之府"，全身的气血阳气都汇聚于头。如果外部邪气侵袭头部或体内脏腑气血失调，气血、阳气的运行障碍均可导致头痛。由于气血通过经络汇聚于头部，因此不同的经络受邪，头痛的具体表现也会有所不同。

☆ 前额、眉棱骨、鼻根部属于足阳明胃经，在这些区域固定的疼痛，往往属于阳明头痛，又称前额痛、正头痛。许多鼻炎、青光眼、牙疼患者的头痛常表现为阳明头痛。

☆ 人们常爱抱怨的一句话就是"气得头痛"，这句话在医学上有据可循。中医认为"肝"主情志，人一生气，就会影响肝经的气血，从而导致头面部足厥阴肝经部位的疼痛。足厥阴肝经位于头的颠顶部，与眼睛相连，也称颠顶痛、厥阴头痛。所以许多人在暴怒的时候都会头痛目赤，这正是伤了肝经气血的表现。肝阳上亢型的高血压病往往也表现为厥阴头痛。

☆ 感冒受风的时候很容易引起头痛，而且常常以后枕部为主，常连带着后颈部的疼痛，也称后枕痛、后头痛，属"太阳头痛"。这是因为人体的"足太阳膀胱经"循行于此，像护卫一样守护身体的健康，一旦感冒受凉，最先受损就是足太阳膀胱经。

☆ 临床上还有很多人表现为侧头部疼痛，这是足少阳胆经所主的疼痛，中耳炎所引起的疼痛也好发于此。

🐝 艾灸在头痛中的应用

艾灸具有疏调经络、通络止痛等功效，在临床上广泛应用于治疗头痛，疗效颇佳。当头痛的患者不能来医院就诊时，自己在家做艾灸也是一种很好的治疗方法。

✪ 可选用艾灸

• 头痛头晕，耳鸣，腰膝酸软，神疲乏力，遗精，舌红、苔少，脉细无力，为肾虚头痛。

• 头部空痛兼头晕，神疲无力，面色不华，劳累后加重，舌淡，脉细弱，为血虚头痛。

• 头痛昏蒙，腹部满闷不适，呕吐痰涎，苔白腻，脉滑，为痰浊头痛。

• 头痛病程较久，或头部有外伤史，痛处固定在一个部位，疼痛如针刺，舌暗，脉细涩，为瘀血头痛。

以上情况，我们可以运用艾灸疏调经络、通络止痛、调和气血的功效来治疗头痛。

✪ 不宜艾灸

头胀痛，目眩，心烦易怒，面赤口苦，舌红、苔黄，脉弦数，为肝阳头痛。

🐝 艾灸治疗

> **» 常用穴位**
> 太阳穴、百会穴、印堂穴、风池穴、大椎穴。
> **» 穴位定位**
> 太阳穴：在颞部，眉梢与眼外角之间，向后约1横指的凹陷处。
> 百会穴：在头部，前发际正中直上5寸，或两耳尖连线的中点。
> 印堂穴：在前额部，两眉头间连线与前正中线之交点处。
> 风池穴：在项部，枕骨之下，与风府穴相齐平，胸锁乳突肌与斜方肌

上端之间的凹陷处。

大椎穴：在后正中线上，第7颈椎棘突下凹陷中。

» 穴位功效

太阳穴为头部的重要穴位，是主治头痛疾患的首选；百会穴是"诸阳之会"，主治百病；风池穴是头颈部的"大腕儿"，具有祛风解表、清利头目的功效，是"治风"要穴；大椎穴是全身手足阳经与督脉交会的地方，主管一身的阳气运行；印堂穴是督脉要穴，具有疏风止痛、镇静安神的功效，是调节神经功能要穴。艾灸上述穴位可舒筋活血，使头部经络"通则不痛"。

» 操作方法

太阳穴、百会穴、印堂穴、风池穴可使用回旋灸，每穴可灸10分钟左右；大椎穴可用点燃的灸盒治疗，以局部皮肤潮红发热为宜。每次治疗从上述穴位中选2个进行艾灸，每穴可灸10分钟左右，总的艾灸时间不超过半小时。

» 其他穴位

腰膝酸冷时可加灸肾俞穴、命门穴，有温肾助阳、强壮筋骨的功效；恶心呕吐时加灸中脘穴，有和胃健脾、降逆利水的功效；大便稀不成形，容易疲乏困倦加灸脾俞穴、足三里穴，有调理脾胃、补益气血的功效。

肾俞穴：在腰部，第2腰椎棘突下，旁开1.5寸。

命门穴：在腰部，后正中线上，第2腰椎棘突下凹陷中。

中脘穴：在腹部，前正中线上，脐中上4寸。

脾俞穴：在背部，当第11胸椎棘突下，旁开1.5寸。

足三里穴：在小腿前外侧，犊鼻穴下3寸，距胫骨前缘1横指（中指）。

🐝 温馨提示

☆ 艾灸时注意安全、避免烫伤。急性头痛可每天治疗1~2次，每次30分钟。慢性头痛隔天1次，直至疼痛缓解。

☆ 原发性头痛，艾灸效果显著；对于继发性头痛，艾灸缓解症状后应积极治疗原发性疾病，以免耽误病情。

☆ 艾灸后注意保暖，避免头面部受风着凉，避免淋雨涉水，避免过度劳累、剧烈运动及情绪刺激。

二、眩晕

🐝 什么是眩晕

眩晕是临床的常见病证，主要表现为"头晕眼花"，症状较轻者闭目休息后可缓解，但严重者发作如坐舟车，伴恶心呕吐，甚至晕厥昏倒。多见于西医学的梅尼埃病、颈椎病、脑血管病、高血压病等。

眩晕好发于中老年人，但近年来青年人发病率也呈上升趋势。本病可反复发作，妨碍正常工作及生活，一旦出现症状，要及时诊治。

🐝 什么原因会导致眩晕

为何宇航员"上九天揽月"都能安然无恙，但病情严重的眩晕患者却连半步都不敢移动，除了人体本身的体质差异，还要追究其根本的病因，认清诱发眩晕的病因，避免生活被眩晕笼罩。

☆ 平素性情急躁、烦躁易怒、失眠多梦的人群极易出现眩晕，此类眩晕还往往伴有耳鸣耳聋，头目胀痛等症状。仔细观察会发现此类人群往往面色和眼睛经常呈充血状态，平时易口干口苦，舌苔偏黄。此类属于中医的"风阳上扰"型眩晕。

☆ 体形偏胖，喜欢酒肉应酬的痰湿体质人群也是眩晕的好发人群。此类眩晕发作伴有视物旋转，头目昏沉感，严重时还伴有恶心呕吐。这属于"痰浊上蒙"型眩晕。

☆ 气血不足是导致眩晕的常见因素，多见于女性。患者往往表现为贫血面貌，即眼睑、口唇、指甲苍白，易疲劳，甚至心慌失眠，食欲不振。

☆ 老年人是眩晕的高发人群，多是长期、慢性的眩晕反复发作，伴有视力减退、失眠健忘、精神疲倦、腰膝酸软。这是老年人肝肾不足导致的"肝肾阴虚"型眩晕。

🐝 艾灸在眩晕中的应用

艾灸具有化痰祛湿、消瘀散结、行气通络等功效，在临床上广泛应用于治疗眩晕，疗效较好。但有的患者进行艾灸后未有缓解，甚至有眩晕症状的加重或口干等症状出现。中医要求"辨证论治"，也就是说不是所有的眩晕患者都适合艾灸。

✪ 可选用艾灸

• 眩晕伴头目沉重，胸闷恶心，呕吐痰液，口中有黏腻感，食欲不佳，舌淡、苔白腻，脉弦滑，为痰浊上蒙。

• 眩晕伴面色淡白，口唇色白，神疲乏力，心慌失眠，消化不良，舌淡、苔薄白，脉弱，为气血不足。

• 眩晕日久不愈，反复发作，伴视力减退，耳鸣健忘，腰膝酸软，为肝肾亏损。

以上情况，我们可以运用艾灸化痰祛湿、益气活血、鼓舞正气的功效来治疗眩晕。

✪ 不宜艾灸

头目胀痛，急躁易怒，面色、眼睛易发红，口苦口臭，舌红、苔黄，脉弦数，为风阳上扰。

🐝 **艾灸治疗**

> » 常用穴位
> 太阳穴、百会穴、头维穴、风池穴、悬钟穴。
>
> » 穴位定位
> 太阳穴：在颞部，眉梢与眼外角之间，向后约1横指的凹陷处。
> 百会穴：在头部，前发际正中直上5寸，或两耳尖连线的中点。
> 头维穴：在头侧部，额角发际线上0.5寸，头正中线旁4.5寸。
> 风池穴：在项部，枕骨之下，与风府穴相齐平，胸锁乳突肌与斜方肌上端之间的凹陷处。
> 悬钟穴：在小腿外侧，外踝尖上3寸，腓骨前缘。
>
> » 穴位功效
> 百会穴位于颠顶，络于脑，可清头目、止眩晕；风池穴、头维穴、太阳穴均位于头部，局部取穴，疏调头部气机；悬钟穴补精益髓、通经活络，可充养髓海，为止晕要穴。
>
> » 操作方法
> 太阳穴、百会穴、头维穴、风池穴均可采用温和灸；悬钟穴可用雀啄灸。每次治疗从上述穴位中选2个进行艾灸，隔日灸1次，每穴可灸10分钟左右，总的艾灸时间不超过半小时。
>
> » 其他穴位
> 痰浊较重时可加灸中脘穴、丰隆穴，健脾和中，除痰化湿；气血不

足，易疲乏，加灸气海穴、血海穴、足三里穴，有调理脾胃、补益气血的功效；腰膝酸软可加灸肝俞穴、肾俞穴滋补肝肾。

中脘穴：在腹部，前正中线上，脐中上4寸。

丰隆穴：在小腿前外侧，外踝尖上8寸，距胫骨前缘2横指。

气海穴：在肚脐正下方1.5寸。

血海穴：在大腿内侧，屈膝时髌底内侧端上2寸，股四头肌肉内侧头的隆起处（绷腿时，大腿内侧肌肉隆起时的最高点）。

足三里穴：在小腿前外侧，当犊鼻穴下3寸，距胫骨前缘1横指（中指）。

肝俞穴：在背部，第9胸椎棘突下，旁开1.5寸。

肾俞穴：位于腰部，第2腰椎棘突下，旁开1.5寸。

温馨提示

☆ 眩晕急重的患者建议及时前往医院就诊，以免贻误病情；眩晕较轻或处于间歇期，应积极治疗病因，可配合艾灸辅助治疗。

☆ 艾灸时注意安全、避免烫伤。眩晕发作时可闭目仰卧，先以手指按压印堂穴、太阳穴，待眩晕略缓解后再进行艾灸。

☆ 艾灸治疗期间注意饮食清淡，避免进食辛辣、油腻不易消化的食物，戒除烟酒。

三、脱发

什么是脱发

俗话说"身体发肤，受之父母"，古人视头发如命根，因为一头乌黑的秀发对于外表的美丽非常重要，一旦这"三千烦恼丝"出了问题，真正的烦恼就接踵而来了。人体毛发呈周期性生长，生长期平均为3年，生长期头发占85%~90%，即绝大多数头发在不断生长；退行期平均3周，头发停止生长，退行期头发占1%；休止期平均3个月，占10%~14%，处于休止期的头发在洗头、梳头或搔头皮时，将随之脱落，因此，每人每天都会自然脱落50~100根头发，这种情况不属于病理性"脱发"。但是每天脱发的数量在这个范围内，头发仍不断地减少也可诊断为脱发。另外，做一个拉发试验，就能简单判断自己是否脱发。用手抓住一些头发，轻轻一拉，如果只有一两根头发脱落，代表头发大致正常；如每次都超过两根者，则证明有脱发的问题。

现在，随着生活水平的提高，人们对于脱发这一疾病愈发重视，都想追求"聪明不绝顶"的状态。但是工作、生活压力日益增大，脱发的人群也越来越年轻化，如何防治脱发成为大家关注的焦点。

🐝 什么原因会导致脱发

☆ 雄性激素偏高的青壮年男性易出现脂溢性脱发。主要表现为头发油腻或干枯无泽，伴大量头屑，有瘙痒感。以前额两侧及头顶部毛发脱落为主，后枕部及两侧颞部仍保持正常的头发，属缓慢进展型脱发。

☆ 产后由于体内激素水平迅速变化，大约35%~45%的产妇在产后2~3个月会出现脱发，或从产后7个月开始出现脱发。这是一种生理现象，一般在产后半年会自行停止，最长不超过1年。

☆ 爱美的女生喜欢用各种卷发器或者发夹固定发型，但是如果不注意保护头发，牵拉过度，就会引起脱发。这种脱发没有明显的脱发区，主要表现是被长期拉扯的发根区域头发稀疏，最常见的脱发区域在前额、耳前。

🐝 艾灸在脱发中的应用

艾灸具有温经散寒、活血行气等功效，在临床上广泛应用于脱发的治疗，疗效令人满意。脱发的患者自己在家做艾灸也是一种很好的治疗方法。

☯ 可选用艾灸

• 脱发范围由小变大，数目由少到多，逐渐加重。脱发区能见到散在的、参差不齐的发根，但轻轻触碰就会脱落。伴有面色、口唇淡白，自感呼吸困难，不爱说话，疲倦嗜睡，舌淡、苔薄白，脉细弱，多见于产后病后脱发。

• 40岁以上的人群，头发焦黄或花白，脱发呈现大片而均匀脱落，严重的还伴有眉毛、腋毛、阴毛的脱落。伴面色发白、怕冷、头晕耳鸣、腰膝酸软等症，舌淡伴有裂纹、苔少或无苔，脉沉细无力，属于肝肾不足。

• 脱发前伴有头痛或头皮刺痛等症状，继而出现斑片状脱发，甚至全秃，伴有舌质暗红或有淤点、苔少，脉沉涩，属瘀血阻络的脱发。

☯ 不宜艾灸

突发的脱发，进展迅速，常表现为大片大片的头发脱落。伴有头面部烘热、性情急躁、心烦易怒、头皮瘙痒等症状，舌质红、苔少，脉细数，此类症状属于血热生风型脱发。

🌿 艾灸治疗

» 常用穴位

脱发区，百会穴、通天穴、大椎穴、肝俞穴、肾俞穴。

» 穴位定位

百会穴：在头部，前发际正中直上5寸，或两耳尖连线的中点。

通天穴：在头部，前发际正中直上4寸，旁开1.5寸。

大椎穴：在后正中线上，第7颈椎棘突下凹陷中。

肝俞穴：在背部，第9胸椎棘突下，旁开1.5寸。

肾俞穴：在腰部，第2腰椎棘突下，旁开1.5寸。

脱发区：在脱发最严重的局部。

» 穴位功效

百会穴、通天穴、脱发区均为局部取穴，可疏通局部气血经络；大椎穴属督脉穴，是人体六条经脉阳气的汇聚点，可充分激发阳经之气；肝俞穴、肾俞穴滋补肝肾，养血生发。

» 操作方法

百会穴、通天穴、脱发区可使用温和灸；大椎穴、肝俞穴、肾俞穴可使用艾灸盒灸。可从上述穴位中选2个进行艾灸，隔天灸1次，头部每穴可灸10分钟左右，肝俞穴、肾俞穴可灸15分钟，总的艾灸时间不超过半小时。

» 其他穴位

气血不足，容易疲倦，加灸气海穴、血海穴、足三里穴，调理脾胃，补益气血；腰膝酸软可加灸命门穴、太溪穴，滋补肝肾；瘀血阻络加灸膈俞穴、太冲穴，活血祛瘀。

气海穴：在肚脐正下方1.5寸。

血海穴：在大腿内侧，屈膝时髌底内侧端上2寸，股四头肌肉内侧头的隆起处（绷腿时，大腿内侧肌肉隆起时的最高点）。

足三里穴：在小腿前外侧，当犊鼻穴下3寸，距胫骨前缘1横指（中指）。

命门穴：在腰部，后正中线上，第2腰椎棘突下凹陷中。

太溪穴：在足内侧，内踝后方，内踝尖与跟腱之间的凹陷处。

膈俞穴：在背部，第7胸椎棘突下，旁开1.5寸。

太冲穴：在足背侧，第1跖骨间隙的后方（第1、2跖骨结合部）凹陷处。

☀ **温馨提示**

☆ 艾灸治疗本病有较好疗效，可调节神经系统功能，改善局部血液循环和局部毛发营养，增强毛囊活性，促进毛发新生，但对于"全秃"效果欠佳。

☆ 艾灸时注意安全，避免烫伤。

☆ 艾灸治疗期间注意饮食清淡，避免进食辛辣、油腻不易消化食物，戒除烟酒。

四、面瘫

☀ 什么是面瘫

面瘫又称为"面神经麻痹"，以"口眼歪斜"为主要特征。本病可发于任何年龄，多见于冬季和夏季。临床上遇到许多患者都是一觉醒来，发现一侧面部肌肉瘫痪，额纹变浅甚至消失，眼睑闭合不全，无法皱眉，鼻唇沟变浅，口角下垂歪向健侧，鼓腮漏气，部分患者起初会有耳后疼痛，还会出现味觉减退。

☀ 什么原因会导致面瘫

面瘫的发病机制是面神经管及其周围组织的炎症、缺血、水肿，导致组织水肿，使面神经受压而出现的炎性变化。

☆ 平素体质虚弱，或孕产妇身体亏虚，或经常熬夜、过度劳累，耗损气血，导致面部经络气血亏虚而出现面瘫。

☆ 夏季贪凉，直吹空调，或冬季没有注意保暖，面部受风受凉致风寒邪气侵袭，从而出现面瘫。

☆ 情绪波动，精神紧张，焦虑急躁，或嗜食烟酒，导致体内火热邪气瘀积，侵犯面部经络，也会导致面瘫。

☀ 艾灸在面瘫中的应用

艾灸具有祛风通络、疏调经筋等功效，在临床上广泛应用于治疗面瘫，疗效显著。面瘫的患者在医院规律地接受治疗的同时，自己在家做艾灸也是一种很好的增强疗效的方法。

❂ 可选用艾灸

• 处于发病初期，面部有受凉史，舌淡、苔白，脉浮紧，属风寒证。

• 处于恢复期或是病程较长的患者，肢体困倦无力，面色淡白，头晕，属气血不足。

✪ 不宜艾灸

发病急骤，多继发于感冒发热，舌红、苔薄黄，脉浮数，属风热证型。

✿ 艾灸治疗

» 常用穴位

阳白穴、四白穴、颧髎穴、颊车穴、地仓穴、翳风穴、合谷穴。

» 穴位定位

阳白穴：在前额部，瞳孔直上，眉上1寸。

四白穴：在面部，目正视，瞳孔直下，眶下孔凹陷处。

颧髎穴：在面部，目外眦直下，颧骨下缘凹陷处。

颊车穴：在面颊部，下颌角上方大约1横指，咀嚼时咬肌隆起处，按之凹陷。

地仓穴：在面部，口角外侧，上直瞳孔。

翳风穴：在耳垂后方，乳突与下颌角之间的凹陷处。

合谷穴：在手背，第1、2掌骨之间，第2掌骨桡侧的中点处。取穴时可以拇指、食指张开，以另一手的拇指指间横纹放在虎口上，拇指指尖所指的地方即是。

» 穴位功效

阳白穴具有明目止痛、疏筋定惊的功效，可改善额纹变浅或消失，抬眉无力的症状；四白穴散风明目，舒筋活络，可改善眼睑闭合不全的症状；颧髎穴清热消肿、牵正止痉，颊车穴散风清热、开关通络，两穴可共同缓解鼓腮漏气等症状；地仓穴散风止痛，舒筋活络，可改善口角歪斜的症状，以上面部穴位可疏通局部气血，活血通络。"面口合谷收"，合谷穴可治疗一切头面部疾病，是远端取穴，是治疗面瘫的要穴。

» 操作方法

阳白穴、四白穴、颧髎穴、颊车穴、地仓穴、翳风穴等面部穴位使用温和灸；合谷穴用回旋灸。可从上述穴位中选2个进行艾灸，隔天灸1次，每穴可灸10分钟左右，总的艾灸时间不超过半小时。

» 其他穴位

风寒证可加灸风池穴祛风寒；抬眉困难加灸攒竹穴；口唇歪斜明显的加灸承浆穴；恢复期面瘫加灸足三里穴补益气血，濡养经脉。

风池穴：在项部，枕骨之下，与风府穴相齐平，胸锁乳突肌与斜方肌上端之间的凹陷处。

攒竹穴：在面部，眉头凹陷中，眼眶的切迹边缘。

承浆穴：在唇下，颏唇沟的正中凹陷处。

足三里穴：在小腿前外侧，犊鼻穴下3寸，距胫骨前缘1横指（中指）。

温馨提示

☆ 艾灸治疗本病有较好疗效，是目前治疗本病安全有效的方法之一。

☆ 艾灸期间应注意避免风寒，必要时佩戴口罩、眼罩。

☆ 本病应与中枢性面瘫相鉴别，须确诊后再施灸法。

五、痤疮

什么是痤疮

痤疮又称为"粉刺""青春痘"，是少男少女们"青春的烦恼"。痤疮是临床上常见的皮肤病之一，是毛囊和皮脂腺的慢性炎症，好发于皮脂腺丰富的部位，如颜面、胸背部。初起可形成粉刺黑头，可挤压出黄白色脂栓，进一步发展可演变为炎性丘疹、结节、化脓、囊肿、瘢痕等。炎症明显时还会引起局部的疼痛。

什么原因会导致痤疮

☆ 当个体内分泌激素明显变化时易产生痤疮，如青春期少年、月经不调的女性。

☆ 精神压力的变化也会导致痤疮，因为长期的情绪亢奋、精神紧张、熬夜劳累、失眠多梦易导致皮脂腺分泌旺盛，从而诱发痤疮。

☆ 长期皮脂腺分泌旺盛的油性皮肤易成为痤疮杆菌、螨虫等的营养环境，发生感染，形成痤疮。

☆ 嗜食辛辣、油腻及海鲜等食物，导致便秘，体内毒素堆积，局部油脂分泌过旺，形成痤疮。

☆ 长期面对电脑辐射，面部静电以及不注意皮肤清洁卫生，可致灰尘吸附在皮肤表面，毛囊口堵塞，皮脂腺反馈性分泌油脂，从而形成痤疮。

艾灸在痤疮中的应用

艾灸具有活血散结等功效，在临床上可应用于痤疮的治疗。

✪ 可选用艾灸

• 痤疮丘疹以化脓、结节、囊肿、瘢痕等重度损害为主，伴有食欲不振，大便稀甚至腹泻，舌淡、苔腻，脉滑，属痰湿凝滞。

• 女性患者经期痤疮加重，经后减轻，伴有月经不调，舌红、苔腻，脉浮数，属冲任失调证。

✪ 不宜艾灸

• 痤疮好发于颜面部、胸背上部，色红，伴有痒痛感，舌红、苔薄黄，脉浮数，属肺经风热。

• 或丘疹红肿疼痛，伴口臭便秘，小便色黄，舌红、苔黄腻，脉滑数，属湿热蕴结。

艾灸治疗

》**常用穴位**

阳白穴、颧髎穴、大椎穴、合谷穴、曲池穴、内庭穴。

》**穴位定位**

阳白穴：在前额部，瞳孔直上，眉上1寸。

四白穴：在面部，目正视，瞳孔直下，眶下孔凹陷处。

颧髎穴：在面部，目外眦直下，颧骨下缘凹陷。

大椎穴：在后正中线上，第7颈椎棘突下凹陷中。

合谷穴：在手背，第1、2掌骨之间，第2掌骨桡侧的中点处。取穴时可以拇指、食指张开，以另一手的拇指指间横纹放在虎口上，拇指指尖所指的地方即是。

曲池穴：在肘横纹外侧端，屈肘，尺泽穴与肱骨外上髁连线上的中点。

内庭穴：在足背部，第2、3跖骨结合部前方凹陷处。

》**穴位功效**

阳白穴、四白穴、颧髎穴可疏通颜面部经气，化瘀散结，使肌肤疏泄功能得以调畅；大椎穴加强清热之力；合谷穴、曲池穴、内庭穴属阳明经，远端穴位，可以清泄阳明之热。

» 操作方法

阳白穴、颧髎穴可使用温和灸，大椎穴可使用艾灸盒灸，合谷穴、曲池穴、内庭穴可用回旋灸或雀啄灸。从上述穴位中选2个进行艾灸，隔天灸1次，面部穴位灸10分钟，四肢穴位可灸15分钟，总的艾灸时间不超过半小时。

» 其他穴位

痰湿较重时可加灸脾俞穴、丰隆穴、三阴交穴化痰利湿；伴月经不调可加灸血海穴、膈俞穴、三阴交穴调和冲任。

脾俞穴：在背部，当第11胸椎棘突下，旁开1.5寸。

丰隆穴：在小腿前外侧，当外踝尖上8寸，条口穴外，距胫骨前缘2横指。

三阴交穴：在小腿内侧，足内踝尖上3寸，胫骨内侧缘后方。

血海穴：在大腿内侧，屈膝时髌底内侧端上2寸，股四头肌肉内侧头的隆起处（绷腿时，大腿内侧肌肉隆起时的最高点）。

膈俞穴：在背部，第7胸椎棘突下，旁开1.5寸。

温馨提示

☆ 艾灸对于本病有一定的疗效，部分患者可达到治愈的目的，但易于复发。轻症患者注意保持面部清洁卫生，无须治疗。

☆ 严禁挤压痤疮，以免引起继发感染，遗留瘢痕。

☆ 艾灸期间忌食辛辣油腻及高糖食物，多食新鲜蔬菜和水果，保持大便通畅。

六、黄褐斑

什么是黄褐斑

黄褐斑是常见的面部色素代谢异常的皮肤病，具有对称性的特点，故俗称为"蝴蝶斑""肝斑"。临床上主要表现为浅褐色或深褐色的色素斑点对称地分布在眼周围、额部、颧颊部、鼻旁和口唇周围，边界清楚，表面光滑无凸起，无皮屑脱落，阳光照射会加重色素沉着，无瘙痒疼痛等不适症状。好发于中青年女性，且肤色越深的女性越易发生，而男性患者较少见。

什么原因会导致黄褐斑

黄褐斑主要病因是表皮中黑色素细胞活性增强，但是究竟哪些因素会改变黑色素细胞的功能，尚无明确的答案。目前大多数专家认为黄褐斑可能与下列因素有关。

☆ 喜欢户外活动却不注意防晒，紫外线暴露过多的人群，极易在身上留下黄褐斑的痕迹。

☆ 爱生闷气，情志失调以及妊娠期、围绝经期女性易发生内分泌紊乱，导致黄褐斑。

☆ 脾胃虚弱、饮食不规律、气血不足的中老年人群由于机体的衰老，自由基堆积导致黄褐斑。

艾灸在黄褐斑中的应用

艾灸具有调理气血等功效，在临床上可应用于黄褐斑的治疗。

✪ 可选用艾灸

• 黄褐斑分布于面颊两侧，皮肤暗淡无光，情志失调，易生气抑郁，属肝郁气滞型。

• 长期思虑过度、身心劳累或不节制饮食，偏好肥腻食物，导致脾胃虚弱，气血不足而形成的黄褐斑，属脾胃亏虚型。

• 黄褐斑颜色较深，伴面色黧黑，腰膝酸软，女性月经不调，男性遗精少精，属于肾虚型。

✪ 不宜艾灸

黄褐斑局部皮肤出现红肿瘙痒，伴口臭便秘，小便色黄，舌红、苔黄腻，脉滑数，属湿热蕴结。

艾灸治疗

» 常用穴位

神阙穴、足三里穴、三阴交穴、曲池穴。

» 穴位定位

神阙穴：在腹中部，肚脐中央。

足三里穴：在小腿前外侧，当犊鼻穴下3寸，距胫骨前缘1横指（中指）。

三阴交穴：在小腿内侧，当足内踝尖上3寸，胫骨内侧缘后方。

曲池穴：屈肘成直角时在肘横纹外侧端与肱骨外上髁连线中点。

» 穴位功效

神阙穴位于肚脐中央，具有培元固本之效；足三里穴是常用的"强壮穴"，可调理阳明气机；三阴交穴主调理阴血；曲池主治皮肤疾病。上述穴位配合艾灸，可以调理气血，通达阳明经气，美颜祛斑。

» 操作方法

神阙穴可使用艾灸盒灸，足三里穴、三阴交穴、曲池穴可使用回旋灸或雀啄灸。隔天灸1次，每穴可灸15~20分钟左右，总的艾灸时间不超过半小时。

» 其他穴位

爱生气、喜叹息可加灸肝俞穴疏肝解郁；脾胃虚弱、易疲劳加灸脾俞穴、关元穴补中益气；黄褐斑颜色较深，可加灸膈俞穴、血海穴活血通络。腰膝酸冷时可加灸肾俞穴、命门穴，温肾助阳。

肝俞穴：在背部，第9胸椎棘突下，旁开1.5寸。

脾俞穴：在背部，第11胸椎棘突下，旁开1.5寸。

关元穴：在下腹部，前正中线上，肚脐直下3寸。

膈俞穴：在背部，第7胸椎棘突下，旁开1.5寸。

血海穴：在大腿内侧，屈膝时髌底内侧端上2寸，股四头肌肉内侧头的隆起处（绷腿时，大腿内侧肌肉隆起时的最高点）。

肾俞穴：位于腰部，第2腰椎棘突下，旁开1.5寸。

命门穴：在腰部，第2腰椎棘突直下凹陷中。

温馨提示

☆ 艾灸对于本病有一定的疗效，但本病病程较长，切忌心情急躁。

☆ 注意日常防晒，避免紫外线对皮肤损害。

☆ 艾灸期间注意清淡饮食，保持大便通畅。

七、近视

什么是近视

近视是以看近物清晰、视远物模糊为主要特征的一种屈光不正的眼科疾病，多见于青少年。凡屈光度在300度以下为低度近视；300~600度为中度近视；600度以上者为高度近视。高度近视人群中有部分还存在病理性近视，伴见飞蚊症、夜盲、弓形盲点。若合并高度散光，可出现复视，严重危害视力健康。

什么原因会导致近视

近视的主要病因与先天遗传和不良用眼习惯有关，如长时间近距离地面对电脑、手机，阅读、写字时照明不足或光线过于强烈，都会导致眼睛过度疲劳而引发近视。

☆ 研究发现高度近视的人群眼轴长度具有高度遗传性，由基因、染色体表达控制。因此有高度近视的家族史人群易发生近视，平日要更加注意用眼健康。

☆ 外部生活环境对近视发生率同样也有一定影响。长期居住在钢筋水泥环境中的城市儿童较郊区农村儿童更易发生近视。

☆ 长时间近距离用眼＞30分钟会显著增加近视发生率，缺乏紫外线光照情况下近距离阅读也易导致假性近视发生。

☆ 缺乏户外活动和体育锻炼的儿童发生近视概率远大于大量户外活动和体育锻炼的儿童。

艾灸在近视中的应用

艾灸具有疏经通络等功效，在临床上可应用于近视的治疗。

✪ 可选用艾灸

• 视物昏暗，眼前黑影飞舞，头昏耳鸣，失眠多梦，腰膝酸软，舌偏红、少苔，脉细属肝肾亏虚。

• 视物易疲劳，目喜垂闭，食欲不振，腹胀腹泻，四肢乏力，舌淡、苔白，脉弱，属脾气虚弱。

• 神疲乏力，怕冷，四肢寒冷，心烦，失眠健忘，舌淡、苔薄，脉弱，属心阳不足。

✪ 不宜艾灸

近视发生急骤，进展迅速，伴眼睛发红、肿痛，舌红、苔黄，脉弦数，属肝经风热。

艾灸治疗

» **常用穴位**

睛明穴、四白穴、太阳穴、风池穴、光明穴。

» **穴位定位**

睛明穴：在内眼角上方的凹陷处。

四白穴：在面部，目正视，瞳孔直下，眶下孔凹陷处。

太阳穴：在颞部，眉梢与眼外角之间，向后约1横指的凹陷处。

风池穴：在项部，枕骨之下，与风府穴相齐平，胸锁乳突肌与斜方肌上端之间的凹陷处。

光明穴：在小腿外侧，外踝尖上5寸，腓骨前缘。

» **穴位功效**

睛明穴、四白穴、太阳穴均位于眼睛周围，是治疗眼疾的常用穴位，艾灸这些穴位，可以通经活络、益气明目；风池穴与眼睛关系密切，光明穴与肝胆相通，二穴相配，可疏通眼络、养肝明目。

» **操作方法**

睛明穴、四白穴、太阳穴可使用温和灸，风池穴、光明穴可使用回旋灸。从上述穴位中选2个进行艾灸，隔天灸1次，每穴可灸10分钟左右，总的艾灸时间不超过半小时。

» **其他穴位**

腰膝酸冷时可加灸肝俞穴、肾俞穴、太冲穴、太溪穴，温补肝肾，养精明目；食欲不振可加灸脾俞穴、肾俞穴、足三里穴、三阴交穴，有补中益气、养血明目的功效；失眠健忘、心慌心悸加灸心俞穴、膈俞穴、内关穴、神门穴，有温补心阳、安神明目的功效。

肾俞穴：在腰部，第2腰椎棘突下，旁开1.5寸。

心俞穴：在背部，第5胸椎棘突下，旁开1.5寸。

膈俞穴：在背部，第7胸椎棘突下，旁开1.5寸。

肝俞穴：在背部，第9胸椎棘突下，旁开1.5寸。

脾俞穴：在背部，第11胸椎棘突下，旁开1.5寸。

足三里穴：在小腿前外侧，犊鼻穴下3寸，距胫骨前缘1横指（中指）。

太溪穴：在足内侧，内踝后方，内踝尖与跟腱之间的凹陷处。

太冲穴：在足背侧，第1跖骨间隙的后方（第1、2跖骨结合部）凹陷处。

内关穴：在前臂掌侧，曲泽穴与大陵穴的连线上，腕横纹上2寸，掌长肌腱与桡侧腕屈肌腱之间。

神门穴：在腕掌侧横纹尺侧端，尺侧腕屈肌腱的桡侧凹陷处。

三阴交穴：在小腿内侧，足内踝尖上3寸，胫骨内侧缘后方。

温馨提示

☆ 艾灸对于轻度、中度近视有一定的疗效，对假性近视疗效明显。年龄越小治愈率越高。

☆ 艾灸治疗同时注意用眼卫生，用眼超过30分钟之后应闭目养神或向远处眺望；坚持做眼保健操，以及经络穴位按摩。

八、远视

什么是远视

说起"远视"，许多人会将其和"老花眼"混为一谈，其实不然。正常的视力是眼睛能够在调节松弛状态下，平行光线经眼的屈光系统的折射后焦点落在视网膜上，从而形成清晰的影像。远视则是同样眼睛调节松弛状态下，平行光线进入眼内后在视网膜之后形成焦点，因此外界物体在视网膜上不能形成清晰的影像。患者主观感觉看远模糊，看近更模糊。而不是像大家以为的那样，"远视就是看近处模糊，看远处清楚"，这其实是错误的认知。

什么原因会导致远视

☆ 远视与年龄密切相关，因为远视眼中最常见的是"轴性远视"。在出生时，人的眼轴呈扁球形，因此小婴儿都存在生理性远视，而且会一直持续到学龄前，这是眼发育的一个正常过程。随着生长发育，眼轴会逐渐趋于正常。3~4岁远视200度以内，4~5岁远视150度以内，6~8岁远视100度以内均属正常。超过以上范围的，则为异常或病理性远视。

☆ 在20~40岁时，近距离阅读时出现眼酸、头痛等视觉疲劳，部分人老花眼会提前出现。这是因为随着年龄增长，调节幅度减少，隐性远视减少，显性远视增加。

☆ 40岁以上的人群,调节幅度进一步下降,隐性远视转为显性远视。这类群体不仅需要近距阅读附加屈光辅助,而且还需要远视矫正。

🐝 艾灸在远视中的应用

艾灸具有疏经通络等功效,在临床上可应用于远视的治疗。

✪ 可选用艾灸

• 视物昏暗,眼前黑影飞舞,头昏耳鸣,失眠多梦,腰膝酸软,舌偏红、少苔,脉细,属肝肾亏虚。

• 视物易疲劳,目喜垂闭,食欲不振,腹胀腹泻,四肢乏力,舌淡、苔白,脉弱,属脾气虚弱。

• 神疲乏力,怕冷,四肢寒冷,心烦,失眠健忘,舌淡、苔薄,脉弱,属心阳不足。

✪ 不宜艾灸

远视发生急骤,进展迅速,伴眼睛发红、肿痛,舌红、苔黄,脉弦数,属肝经风热。

🐝 艾灸治疗

> **» 常用穴位**

睛明穴、四白穴、太阳穴、风池穴、光明穴。

> **» 穴位定位**

睛明穴:在眼内角上方的凹陷处。

四白穴:在面部,目正视,瞳孔直下,眶下孔凹陷处。

太阳穴:在颞部,眉梢与眼外角之间,向后约1横指的凹陷处。

风池穴:在项部,枕骨之下,与风府穴相齐平,胸锁乳突肌与斜方肌上端之间的凹陷处。

光明穴:在小腿外侧,外踝尖上5寸,腓骨前缘。

> **» 穴位功效**

由于腧穴具有双向调节作用,远视、近视的穴位功效具有相似之处。睛明穴、四白穴、太阳穴均位于眼睛周围,是治疗眼疾的常用穴位,艾灸这些穴位,可以通经活络、益气明目;风池穴与眼睛关系密切,光明穴与肝胆相通,二穴相配,可疏通眼络,养肝明目。

» 操作方法

睛明穴、四白穴、太阳穴可使用温和灸，风池穴、光明穴可使用回旋灸。从上述穴位中选2个进行艾灸，隔天灸1次，每穴可灸10分钟左右，总的艾灸时间不超过半小时。

» 其他穴位

腰膝酸冷时可加灸肝俞穴、肾俞穴、太冲穴、太溪穴，温补肝肾，养精明目；食欲不振可加灸脾俞穴、肾俞穴、足三里穴、三阴交穴，有补中益气、养血明目的功效；失眠健忘、心慌心悸，加灸心俞穴、膈俞穴、内关穴、神门穴，有温补心阳、安神明目的功效。

肾俞穴：在腰部，第2腰椎棘突下，旁开1.5寸。

心俞穴：在背部，第5胸椎棘突下，旁开1.5寸。

膈俞穴：在背部，第7胸椎棘突下，旁开1.5寸。

肝俞穴：在背部，第9胸椎棘突下，旁开1.5寸。

脾俞穴：在背部，第11胸椎棘突下，旁开1.5寸。

足三里穴：在小腿前外侧，犊鼻穴下3寸，距胫骨前缘1横指（中指）。

太溪穴：在足内侧，内踝后方，内踝尖与跟腱之间的凹陷处。

太冲穴：在足背侧，第1跖骨间隙的后方（第1、2跖骨结合部）凹陷处。

内关穴：在前臂掌侧，腕横纹上2寸，掌长肌腱与桡侧腕屈肌腱之间。

神门穴：在腕掌侧横纹尺侧端，尺侧腕屈肌腱的桡侧凹陷处。

三阴交穴：在小腿内侧，足内踝尖上3寸，胫骨内侧缘后方。

温馨提示

☆ 艾灸对于轻度、中度远视有一定的疗效。年龄越小治愈率越高。

☆ 艾灸治疗同时注意用眼卫生，坚持做眼保健操，以及经络穴位按摩。

九、斜视

什么是斜视

"横看成岭侧成峰，远近高低各不同"，这句流传千古的诗句形象地描绘了不同视角欣赏风景的美感。但是临床上有一些特殊眼疾患者，他们无法从正常视角来看世界，这就是"斜视"。这类患者眼睛注视目标时，眼球向内或者向外偏斜，相当于西医的"麻痹性斜视"，常伴有弱视、复视，有先天性和后天性之分。先天性多由于发育不良、产伤所致；后天性斜视多由于血管性疾病、肿瘤所致。

什么原因会导致斜视

斜视的病机是多种原因导致眼外肌本身或支配眼外肌运动的神经发生器质性病变，致使眼球向受损眼肌方向的转动障碍。导致眼外肌及其神经损害的原因有很多，主要有以下几种情况。

☆ 外伤可以直接导致神经受损，常见于颅脑外伤患者；血管疾病，如患有动脉粥样硬化、脑卒中、高血压、糖尿病的老年人，容易诱发神经损害；某些炎症感染可直接侵犯神经系统，尤其是病毒感染，往往发病迅速，伴发热头痛；上呼吸道感染引起的斜视往往预后较好。

☆ 某些罕见的肌肉疾病，如格雷夫斯眼病和重症肌无力。前者是累及眼外肌的全身病，多数患者伴有甲状腺肿大。重症肌无力以上睑下垂、眼球运动障碍和复视等初发症状首诊眼科，各条肌肉均可累及，晨轻暮重，服用新斯的明可缓解。

☆ 眼外伤是对眼睛肌肉、神经最直接的损害，因此要格外爱护眼睛。

艾灸在斜视中的应用

艾灸具有活血行气等功效，在临床上可应用于斜视的治疗。

✪ 可选用艾灸

有外伤病史，伤后眼偏斜，可见眼睑、眼球有淤血，头痛眼胀，甚至恶心呕吐，舌暗红、苔薄，脉弦，属瘀血阻络。

✪ 不宜艾灸

• 斜视发病急骤，伴有眼痛，眼睑下垂，头痛发热，舌红、苔薄，脉弦，属风邪袭络。

• 斜视伴头晕目眩，耳鸣，面赤心烦，肢体麻木、震颤，舌红、苔黄，脉弦，属肝风内动。

艾灸治疗

» 常用穴位

合谷穴、风池穴、太冲穴、太溪穴、光明穴。

» 穴位定位

合谷穴：在手背，第1、2掌骨之间，第2掌骨桡侧的中点处。取穴时可以拇指、食指张开，以另一手的拇指指间横纹放在虎口上，拇指指尖所指的地方即是。

风池穴：在项部，枕骨之下，与风府穴相齐平，胸锁乳突肌与斜方肌上端之间的凹陷处。

太冲穴：在足背侧，第1跖骨间隙的后方（第1、2跖骨结合部）凹陷处。

太溪穴：在足内侧，内踝后方，内踝尖与跟腱之间的凹陷处。

光明穴：在小腿外侧，外踝尖上5寸，腓骨前缘。

» 穴位功效

风池穴、合谷穴都是祛风通络的要穴；太冲穴、太溪穴可滋阴潜阳，平肝熄风；光明穴是足少阳胆经的络穴，与太冲穴合用共奏清泻肝胆、化痰通络之功效。

» 操作方法

风池穴可使用温和灸，合谷穴、太冲穴、太溪穴、光明穴可用雀啄灸。从上述穴位中选2个进行艾灸，隔天灸1次，每穴可灸15分钟左右，总的艾灸时间不超过半小时。

» 其他穴位

由于外伤所致的斜视，瘀血较重时可加灸血海穴、膈俞穴。

膈俞穴：在背部，第7胸椎棘突下，旁开1.5寸。

血海穴：在大腿内侧，屈膝时髌底内侧端上2寸，股四头肌肉内侧头的隆起处（绷腿时，大腿内侧肌肉隆起时的最高点）。

温馨提示

☆ 艾灸治疗斜视疗效肯定，尤其对于病程较短的患者，疗效较好。

☆ 对于重度斜视、复视持续存在的患者须手术治疗。

十、过敏性鼻炎

什么是过敏性鼻炎

"一年之计在于春"，冬去春来，万物复苏，春光灿烂。春天是一年最好的时节，但对于过敏性鼻炎患者而言，春天可能是最难熬的季节了。因为春天空气里飘浮的花粉是过敏性鼻炎的最常见过敏原，过敏性鼻炎患者一旦接触到过敏原后，就会引发一系列过敏反应，诱发鼻黏膜非感染性的炎症。过敏性鼻炎又称为"变应性鼻炎"，其主要症状是反复喷嚏、清涕、鼻塞和鼻痒，患者常伴眼痒、结膜充血、流泪。过敏性鼻炎不仅严重影响患者的工作生活和睡眠，而且还容易诱发哮喘，对患者的工作和生活质量均可造成不利影响，进而影响患者的心理健康。

什么原因会导致过敏性鼻炎

☆ 过敏性鼻炎与某些基因具有相关性，因此具有家族聚集性，有过敏性鼻炎家族史的人群较易患病。

☆ 吸入性过敏原暴露是导致过敏性鼻炎的主要原因，如尘螨、花粉、动物皮屑、真菌等吸入性过敏原极易诱发鼻炎。

☆ 食物性过敏原接触，单纯食物导致的过敏性鼻炎较少，但当人体免疫力低下，合并其他疾病的时候，食物也容易导致过敏反应，如牛奶、大豆、坚果、鱼虾、鸡蛋等。

艾灸在过敏性鼻炎中的应用

艾灸具有通利鼻窍等功效，在临床上可应用于过敏性鼻炎的治疗。然而有的患者进行艾灸后会出现口鼻干燥甚至鼻出血等"上火"症状。那么，什么样的过敏性鼻炎适合艾灸呢？

❂ 可选用艾灸

• 鼻塞较重，喷嚏频发，鼻流清涕，鼻音沉重，伴头身疼痛，怕冷无汗，舌淡、苔薄白，脉浮紧，属外感风寒。

• 持续性鼻塞，鼻涕黏稠，颜色偏白，嗅觉减退，声音嘶哑，舌质暗红或有瘀斑，脉弦细涩，属气滞血瘀。

• 鼻塞时轻时重或晨轻暮重，鼻涕量多质稀，遇寒加重，头晕头重，舌淡红、苔薄白，脉缓，属气虚邪滞。

• 兼肺气虚或鼻腔发痒闷胀，喷嚏频作，汗多。

• 兼脾气虚者自觉呼吸困难，不爱说话，食欲不振，消化不良，大便腹泻或便秘。

• 兼肾气虚者四肢发凉，腰膝酸软，舌胖而淡、苔薄白，脉虚弱。

❂ 不宜艾灸

鼻塞，鼻腔自觉干燥，或鼻痒气热，鼻涕黄稠，发热，头痛咽痛，口渴喜欢喝水，舌红、苔黄，脉浮数，属外感风热。

艾灸治疗

» 常用穴位

迎香穴、印堂穴、合谷穴、鼻通穴。

» 穴位定位

迎香穴：在鼻翼外缘的中点旁，鼻唇沟中。

印堂穴：在额部，两眉头的中点处。

合谷穴：在手背，第1、2掌骨之间，第2掌骨桡侧的中点处。取穴时可以拇指、食指张开，以另一手的拇指指间横纹放在虎口上，拇指指尖所指的地方即是。

鼻通穴（上迎香）：在鼻孔两侧，鼻唇沟上。

» 穴位功效

迎香穴位于鼻旁，通利鼻窍，主治一切鼻病；鼻通穴位于鼻根，印堂穴位于鼻上，二穴均是治疗鼻炎的重要穴位；合谷穴善治疗头面部疾患。诸穴合用，可疏风宣肺、通利鼻窍。

» 操作方法

迎香穴、印堂穴、鼻通穴可使用温和灸，合谷穴可用雀啄灸。从上述穴位中选2个进行艾灸，隔天灸1次，每穴可灸10分钟左右，总的艾灸时间不超过半小时。

» 其他穴位

外感风寒时可加灸列缺穴、风池穴以疏风散寒；气滞血瘀可灸膈俞穴、通天穴活血通窍；气虚邪滞的患者加灸百会穴、肺俞穴益气祛邪；肺气虚为主可加灸太渊穴、肺俞穴补益肺气；脾气虚为主加灸脾俞穴、足三里穴补中益气；肾气虚明显加灸命门穴、肾俞穴补肾助肺。

列缺穴：在两手虎口交叉，一手食指压在另一手的桡骨茎突上，食指指尖端到达的凹陷处。

风池穴：在项部，枕骨之下，与风府穴相齐平，胸锁乳突肌与斜方肌上端之间的凹陷处。

通天穴：在头部，前发际正中直上4寸，旁开1.5寸。

百会穴：在头部，前发际正中直上5寸，或两耳尖连线的中点。

太渊穴：在手腕掌侧横纹的桡侧，桡动脉的搏动处。

肾俞穴：在腰部，第2腰椎棘突下，旁开1.5寸。

命门穴：在腰部，第2腰椎棘突直下凹陷中。

肺俞穴：在背部，第3胸椎棘突下，旁开1.5寸。

膈俞穴：在背部，第7胸椎棘突下，旁开1.5寸。

脾俞穴：在背部，第11胸椎棘突下，旁开1.5寸。

足三里穴：在小腿前外侧，犊鼻穴下3寸，距胫骨前缘1横指（中指）。

温馨提示

☆ 艾灸对本病有较好的疗效，尤其对于急性鼻炎患者改善鼻腔通气的功能较为迅速，对于慢性鼻炎患者疗程较长。

☆ 鼻炎急性期应适当休息，积极查找过敏原，避免接触。

☆ 鼻炎缓解期宜积极锻炼身体，适当户外运动，增强抵抗力，减少呼吸道感染概率。

十一、鼻窦炎

什么是鼻窦炎

鼻炎在大众心里的印象无非是鼻塞流涕、嗅觉减退，但有一种鼻炎不但有上述常见的鼻部症状，还伴有明显的头面部疼痛，发病初期容易被误诊为"头痛"而延误了治疗，这其实是"鼻窦炎"。鼻窦炎是耳鼻喉科最常见的疾病，是鼻黏膜的一种炎症，有急性、慢性之分。急性鼻窦炎常由鼻病毒引起的上呼吸道感染诱发，这样的急性鼻窦炎如果反复发作多次，迁延不愈，持续3个月以上，就发展成"慢性鼻窦炎"。此病发病率较高，人群患病率接近10%。持续的鼻塞、流涕、嗅觉减退、头面部疼痛等症状影响患者的生活质量，病情较重的慢性鼻窦炎往往还易合并哮喘、慢性阻塞性肺气肿，给患者及其家庭造成极大痛苦。

什么原因会导致鼻窦炎

☆ 有吸烟史成年男性较成年女性更易患鼻窦炎，几乎是女性的2~3倍。

☆ 频繁发生上呼吸道感染和免疫力低下的儿童容易成为鼻窦炎的高发人群。

☆ 鼻窦上皮的屏障功能和鼻黏膜纤毛的清除功能对鼻窦的保护至关重要，因此经常挖鼻孔或者做出其他对鼻窦造成损害的行为是鼻窦炎发病的一个重要因素。

☆ 容易过敏的人群易出现鼻腔、鼻窦黏膜水肿，从而影响鼻腔通气，导致鼻腔、鼻窦黏膜发生炎症反应，从而诱发鼻窦炎。

艾灸在鼻窦炎中的应用

艾灸具有通利鼻窍等功效，在临床上可应用于鼻窦炎的治疗。然而有的患者进行艾灸后并未有缓解，甚至有鼻塞加重甚至鼻出血的症状出现。那么，什么样的鼻窦炎适合艾灸呢？

❂ 可选用艾灸

• 鼻塞较重，喷嚏频发，鼻流清涕，鼻音沉重，伴头身疼痛，怕冷无汗，舌淡，苔薄白，脉浮紧，属外感风寒。

• 持续性鼻塞，鼻涕黏稠，颜色偏白，嗅觉减退，声音嘶哑，舌质暗红或有瘀斑，脉弦细涩，属气滞血瘀。

• 鼻塞时轻时重或晨轻暮重，鼻涕量多质稀，遇寒加重，头晕头重，舌淡红、苔薄白，脉缓，属气虚邪滞。

• 兼肺气虚或鼻腔发痒闷胀，喷嚏频作，汗多。

• 兼脾气虚者自觉呼吸困难，不爱说话，食欲不振，消化不良，大便腹泻或便秘。

• 兼肾气虚的患者四肢发凉，腰膝酸软，舌胖而淡、苔薄白，脉虚弱。

❂ 不宜艾灸

鼻塞，鼻腔自觉干燥，或鼻痒气热，鼻涕黄稠，发热，头痛咽痛，口渴喜欢喝水，舌红、苔黄，脉浮数，属外感风热。

艾灸治疗

» 常用穴位

迎香穴、印堂穴、合谷穴、鼻通穴。

» 穴位定位

迎香穴：在鼻翼外缘的中点旁，鼻唇沟中。

印堂穴：在额部，两眉头中点处。

合谷穴：在手背，第1、2掌骨之间，第2掌骨桡侧的中点处。取穴时可以拇指、食指张开，以另一手的拇指指间横纹放在虎口上，拇指指尖所指的地方即是。

鼻通穴（上迎香）：在鼻孔两侧，鼻唇沟上。

» 穴位功效

迎香穴位于鼻旁，通利鼻窍，主治一切鼻病；鼻通穴位于鼻根、印堂穴位于鼻上，二穴均是治疗鼻炎的重要穴位；合谷穴善治疗头面部疾患。诸穴合用，可疏风宣肺、通利鼻窍。

» 操作方法

迎香穴、印堂穴、鼻通穴可使用温和灸，合谷穴可用雀啄灸。从上述穴位中选2个进行艾灸，隔天灸1次，每穴可灸10分钟左右，总的艾灸时间不超过半小时。

» 其他穴位

外感风寒时可加灸列缺穴、风池穴以疏风散寒；气滞血瘀可灸膈俞穴、通天穴活血通窍；气虚邪滞的患者加灸百会穴、肺俞穴益气祛邪；肺气虚为主可加灸太渊穴、肺俞穴补益肺气；脾气虚为主加灸脾俞穴、足三里穴补中益气；肾气虚明显加灸命门穴、肾俞穴补肾助肺。

列缺穴：在两手虎口交叉，一手食指压在另一手的桡骨茎突上，食指指尖端到达的凹陷处。

风池穴：在项部，枕骨之下，与风府相齐平，胸锁乳突肌与斜方肌上端之间的凹陷处。

通天穴：在头部，前发际正中直上4寸，旁开1.5寸。

百会穴：位于头部，前发际正中直上5寸，或两耳尖连线的中点。

太渊穴：在手腕掌侧横纹的桡侧，桡动脉的搏动处。

肾俞穴：在腰部，第2腰椎棘突下，旁开1.5寸。

命门穴：在腰部，第2腰椎棘突直下凹陷中。

肺俞穴：在背部，第3胸椎棘突下，旁开1.5寸。

膈俞穴：在背部，第7胸椎棘突下，旁开1.5寸。

脾俞穴：在背部，第11胸椎棘突下，旁开1.5寸。

足三里穴：在小腿前外侧，犊鼻穴下3寸，距胫骨前缘1横指（中指）。

🐝 温馨提示

☆ 艾灸对本病有较好的疗效，尤其对于改善鼻窦炎患者的鼻腔通气功能较为迅速，对于慢性鼻窦炎患者疗程较长。

☆ 处于鼻窦炎缓解期宜积极锻炼身体，适当进行户外运动，增强抵抗力，减少呼吸道感染概率。

十二、牙痛

🐝 什么是牙痛

牙痛是口腔疾病中最常见的症状，龋齿、牙髓炎、牙周炎、牙脓肿以及牙本质过敏等均可引起牙痛。俗话说"牙痛不是病，痛起来真要命"，可见小小的牙齿，一旦"任性"起来，那滋味可真是不好受。牙痛发作的时候可伴有牙龈红肿、出血，牙龈萎缩，咀嚼困难等。

🐝 什么原因会导致牙痛

牙痛可不一定全是"牙齿惹的祸"，牙痛可分为牙源性和非牙源性。口腔的许多疾病可引起牙痛，但许多神经性疼痛、口腔周围邻近器官病变以及全身性疾病，如心脏病、糖尿病等均可引起牙痛，要仔细鉴别。

☆ 龋齿是引起牙髓炎的最常见病因。急性牙髓炎疼痛的典型症状是阵发性的夜间疼痛，遇到冷热刺激时会加重，而且疼痛的位置不明确，无法指出患牙的部位。

☆ 喜欢咬硬物易出现牙疼。许多人喜欢用牙齿代替工具，咬开核桃、榛子等外壳坚硬的食物，长此以往，非常容易出现"牙隐裂"，从而导致隐裂疼痛。其疼痛表现为牙齿咀嚼咬物的时候会出现一过性的酸疼和无力感，且牙齿问题肉眼不易看出，裂纹需要专业检查才能发现。

☆ 烟民是口腔疾病的高危人群。长期吸烟会导致牙周组织的炎症，诱发牙周炎。牙齿持续性疼痛，咀嚼时疼痛加重，疼痛定位感明显。严重患者会出现牙周脓肿，伴口臭、发热。

☆ 智齿生长是青年牙痛的最常见原因，往往在熬夜、疲劳等免疫力低下时诱发。智齿周围感觉疼痛，伴张口吞咽障碍、局部肿胀、发热。

☆ 患有五官科疾病、颞下颌关节等口腔邻近器官病变的人群易出现牙疼；三叉神经痛的患者常伴有牙疼；糖尿病、心脏病等全身性疾病也可见牙疼。此类非牙源性疼痛在常规口腔治疗后无法缓解，须进一步诊治。

艾灸在牙痛中的应用

艾灸具有通经止痛等功效，在临床上可应用于牙痛的治疗。

✪ 可选用艾灸

牙齿隐隐作痛，疼痛间断反复，午后或夜间加重，病程日久不愈，牙龈萎缩甚至牙根松动，伴腰膝酸软、头晕眼花，舌质红嫩、少苔或无苔，脉细数，属虚火上炎型牙痛。

✪ 不宜艾灸

• 牙痛发作急骤，疼痛剧烈，牙龈红肿，喜凉恶热，可兼有发热，口渴，脸颊肿胀，舌红、苔薄黄，脉浮数，属风火外袭。

• 牙痛剧烈，牙龈红肿甚至出血，遇热加重，伴口臭，小便色深，便秘，舌红、苔黄，脉洪数，属胃火炽盛。

艾灸治疗

> **» 常用穴位**
> 颊车穴、下关穴、合谷穴、二间穴、内庭穴。
>
> **» 穴位定位**
> 颊车穴：在面颊部，下颌角上方大约1横指，咀嚼时咬肌隆起处，按之凹陷。
>
> 下关穴：在面部耳前方，颧弓与下颌角切迹所形成的凹陷中。取穴时闭口。
>
> 合谷穴：在手背，第1、2掌骨之间，第2掌骨桡侧的中点处。取穴时可以拇指、食指张开，以另一手的拇指指间横纹放在虎口上，拇指指尖所指的地方即是。
>
> 二间穴：微握拳，在食指第2掌指关节前，桡侧凹陷处。
>
> 内庭穴：在足背部，第2、3跖骨结合部前方凹陷处。
>
> **» 穴位功效**
> 牙齿是十二经络中的"阳明经"所主，而颊车穴、下关穴均为足阳明胃经的局部取穴，具有祛风消肿、通经止痛的功效；合谷穴、二间穴、内庭穴是阳明经的远端穴位，"面口合谷收"，合谷穴是治疗牙痛的经验之穴，二间穴、内庭穴清热消肿的功效比较显著。

» 操作方法

颊车穴、下关穴可使用温和灸，合谷穴、二间穴、内庭穴均可使用回旋灸。可从上述穴位中选2个进行艾灸，隔天灸1次，颊车穴、下关穴等颜面部穴位灸10分钟，其余每穴可灸15分钟左右，总的艾灸时间不超过半小时。

» 其他穴位

上牙痛可加灸太阳穴、颧髎穴；下牙痛可加灸大迎穴、承浆穴。

太阳穴：在颞部，眉梢与眼外角之间，向后约1横指的凹陷处。

颧髎穴：在面部，目外眦直下，颧骨下缘凹陷处。

大迎穴：位于下颌角的前方，咬肌附着部的前缘，面部动脉搏动处。简便取穴时可以闭口鼓气，下颌角前下方出现一沟形仰凹陷，凹陷下端即是这个穴位。

承浆穴：在面部，当颏唇沟的正中凹陷处。

温馨提示

☆ 艾灸对本病有较好的疗效，但对于龋齿只能暂时止痛，疼痛缓解后建议去口腔科治疗。

☆ 注意口腔卫生，避免硬物和冷、热、酸、甜等刺激。

十三、耳鸣耳聋

什么是耳鸣耳聋

耳鸣、耳聋是听觉异常、听力下降的病证。耳鸣是指自觉耳内鸣响，如闻蝉声，或如潮声，妨碍听觉的症状；耳聋则是听力不同程度的减退，甚至完全丧失。临床上二者既可以单独出现，先后发病，又可同时并见。严重的耳鸣会导致耳聋，耳聋又常常伴有耳鸣。

什么原因会导致耳鸣耳聋

工作生活节奏的加快，噪声污染加重，耳鸣耳聋不再是老年人的"专利"，反而越来越侵袭年轻人，许多疾病和不良生活习惯都会导致耳鸣耳聋。

☆ 常见的耳科疾病如中耳炎、耵聍栓塞、内耳异物堵塞易导致传音机构障碍，从而引起耳鸣耳聋。

☆ 各种急性感染如流行性脑脊髓膜炎、感冒、耳带状疱疹等均可对内耳造成不同程度的损伤，就医不及时容易引起耳鸣耳聋。

☆ 许多老年性疾病如脑血管疾病、高血压病、动脉硬化可使耳周供血不足，神经血管功能减退，导致听力障碍。

☆ 噪声污染是耳朵无形的"健康杀手"。长期暴露高于85分贝以上噪声环境中极易引起耳蜗损伤，出现耳鸣，甚至永久性耳聋。

☆ 长期工作压力大，精神紧张，熬夜疲倦易导致人体的免疫功能紊乱，使内耳组织受损而出现听力障碍。

☆ 患有梅尼埃病的人群不仅容易头晕，还会出现耳鸣耳聋。

☆ 喜欢滥用药物的人群易发生耳鸣耳聋，因为许多药物具有耳毒性，尤其是孕妇和儿童，一定要小心谨慎。

艾灸在耳聋耳鸣中的应用

艾灸具有疏通经气等功效，在临床上可应用于耳鸣耳聋的治疗。然而有的患者进行艾灸后会出现耳鸣耳聋加重、心烦气躁等症状。那么，什么样的耳鸣耳聋适合艾灸呢？

❂ 可选用艾灸

• 耳鸣的声音如蝉鸣，伴头目眩晕，胸闷痰多，舌暗红、苔腻，脉弦滑，属痰浊郁结。

• 耳鸣耳聋缓慢出现，逐渐加重，耳鸣在夜间尤为明显，兼失眠、头晕，腰膝酸软，舌红、苔少，脉细弱，属肾精亏损。

• 耳鸣耳聋时轻时重，劳累后加重，休息后减轻，伴神疲乏力，食少腹胀，大便稀，舌淡、苔薄白或微腻，脉细弱，属脾胃虚弱。

❂ 不宜艾灸

• 发病初期有感冒症状，然后出现耳鸣耳聋、耳闷胀，伴头痛，发热，口干，舌红、苔薄黄，脉浮数，属风热外袭。

• 耳鸣耳聋因生气后突发或加重，同时出现耳部胀痛，伴头痛，面色赤红，咽干口苦，心烦易怒，便秘，舌红、苔黄，脉弦数，属肝胆火盛。

艾灸治疗

» 常用穴位

耳门穴、听宫穴、听会穴、翳风穴、中渚穴、侠溪穴。

» 穴位定位

耳门穴：在面部，耳屏上切迹的前方，下颌骨髁状突后缘，张口凹陷处。

听宫穴：在面部，耳屏前，下颌骨髁状突的后方，张口呈凹陷处。

听会穴：在人体的面部，当耳屏间切迹的前方，下颌骨髁突的后缘，张口有凹陷处。

翳风穴：在耳垂后方，乳突与下颌角之间的凹陷处。

中渚穴：在手背部，环指关节的后方，第4、5掌骨间凹陷处。

侠溪穴：在足背外侧，第4、5脚趾间，趾蹼缘后方赤白肉际处。

» 穴位功效

耳门穴、听宫穴、听会穴均位于耳周，经气与耳内相通，是治疗耳鸣耳聋的主穴，艾灸此三穴，可聪耳开窍；翳风穴、中渚穴、侠溪穴三穴均具有聪耳通络的功效，主治耳鸣耳聋。远近穴位相配，可通达上下，疏导经气，宣通耳窍。

» 操作方法

耳门穴、听宫穴、听会穴、翳风穴可使用温和灸，中渚穴、侠溪穴位可使用回旋灸。可从上述穴位中选2个进行艾灸，隔天灸1次，每穴可灸10分钟左右，总的艾灸时间不超过半小时。

» 其他穴位

痰湿体质可加灸丰隆穴、内庭穴；肾虚可加灸肾俞穴、太溪穴、关元穴补肾填精；脾胃虚弱可加灸气海穴、足三里穴、脾俞穴以补益脾胃、濡养耳窍。

丰隆穴：在小腿前外侧，外踝尖上8寸，距胫骨前缘2横指。

内庭穴：在足背部，第2、3跖骨结合部前方凹陷处。

关元穴：在肚脐正下方3寸。

肾俞穴：在腰部，第2腰椎棘突下，旁开1.5寸。

太溪穴：在足内侧，内踝后方，内踝尖与跟腱之间的凹陷处。

气海穴：在肚脐正下方1.5寸。

足三里穴：在小腿前外侧，犊鼻穴下3寸，距胫骨前缘1横指（中指）。

脾俞穴：在背部，第11胸椎棘突下，旁开1.5寸。

温馨提示

☆ 艾灸治疗耳鸣耳聋有一定疗效，但对器质性疾病导致听力完全丧失的患者疗效不佳。

☆ 引起耳鸣耳聋的原因十分复杂，须积极治疗原发病。

☆ 生活规律、精神稳定对耳鸣耳聋患者的健康非常重要，应避免疲劳，调节情绪，保持耳道清洁。

十四、扁桃体炎

什么是扁桃体炎

扁桃体炎是以咽喉肿痛、吞咽不适为主要症状的咽喉部疾病，有急性和慢性之分，多伴发热、咳嗽等上呼吸道感染的症状，中医称为"喉痹""喉风"。

什么原因会导致扁桃体炎

☆ 致病的细菌定植在扁桃体窝，当免疫力低下时发生局部感染，导致扁桃体炎症。

☆ 可由流感、麻疹等急性传染性疾病引发。

艾灸在扁桃体炎中的应用

临床上扁桃体炎多见"上火"的症状，故较少使用艾灸治疗。但中医强调辨证论治，有些证型的扁桃体炎就需要"热因热用"。那么，什么样的扁桃体炎适合艾灸呢？

❖ 可选用艾灸

咽喉不适，喉中有痰且发黏不容易咳出，恶心想吐，舌质暗红、舌苔厚腻，脉细滑涩，属痰瘀互结。

❖ 不宜艾灸

• 咽部红肿疼痛，干燥灼热，伴有发热，出汗，头痛，咳嗽有痰，小便黄，舌质红、舌苔薄黄，脉浮数，属风热壅肺。

• 伴有高热，口干渴，咳出的痰发黄、黏稠，便秘，舌质红、舌苔黄，脉数有力，属胃火痰热。

• 咽喉微肿、疼痛，喉间有异物感，咽干喉燥，声音嘶哑，手心脚心发热，午后和夜间加重，舌质红、舌苔少，脉细数，属阴虚火旺。

☙ 艾灸治疗

» 常用穴位
天容穴、列缺穴、照海穴、合谷穴。

» 穴位定位
天容穴：在颈部外侧，下颌角的后方，胸锁乳突肌前缘凹陷中。

列缺穴：在前臂桡侧缘，桡骨茎突上方，腕横纹上1.5寸。简便取穴时可以两虎口交叉，一手食指压在另一手的桡骨茎突上，食指指尖端到达的凹陷处即是。

照海穴：在足内侧，内踝尖下方凹陷处。简便取穴时可以在内踝尖垂线与内踝下缘水平线的交点略向下方之凹陷处。

合谷穴：手背侧，第1、2掌骨间，肌肉最高点处。

» 穴位功效
天容穴位于咽喉附近，利咽消肿功效显著；"头项寻列缺"，列缺穴具有宣肺解表、清头利咽的功效；照海穴清虚热、利咽喉，列缺穴与照海穴相配，专治咽喉疾病；辅以合谷穴疏通阳明经气，共奏利咽消肿、通络止痛功效。

» 操作方法
天容穴可使用温和灸，列缺穴、照海穴、合谷穴可使用雀啄灸。可从上述穴位中选2个进行艾灸，隔天灸1次，每穴可灸15分钟左右，总的艾灸时间不超过半小时。

» 其他穴位
咽喉肿痛严重的可加灸天突穴和喉结旁的阿是穴消肿止痛；声音嘶哑加灸复溜穴、扶突穴利咽开音。

天突穴：在胸骨上窝正中，正坐仰头凹陷处取穴。

复溜穴：在小腿内侧，太溪穴直上2寸，跟腱的前方。

扶突穴：在颈部外侧，喉结旁，胸锁乳突肌的前后缘之间。

☙ 温馨提示

☆ 艾灸对痰瘀互结型的扁桃体炎有一定疗效，但治愈过程较为缓慢，需坚持治疗。

☆ 注意治疗咽喉部及邻近组织的慢性疾病。

☆ 治疗期间忌食辛辣刺激的食物，戒烟、酒。

<h1 style="text-align:center">颈部及四肢疾病</h1>

一、落枕

🐝 什么是落枕

大家都会有这种经历，睡觉前脖子还是好好的，睡了一觉醒来就疼得动弹不得。这时周围的人就会说，这是落枕了。

那么，什么是落枕呢？落枕是指急性、单纯性颈项强痛，活动受限的一种病证，又称为颈部伤筋。

🐝 什么原因会导致落枕

☆ 夜间睡眠姿势不良，头颈长时间处于过度偏转的位置；或因睡眠时枕头不合适，过高、过低或过硬，使头颈处于持续过伸或过屈的状态，引起颈部一侧肌肉紧张，甚至使颈椎小关节紊乱，时间较长即可发生损伤，使局部气血运行不畅，不通则痛。

☆ 感受风寒，比如睡觉时风扇或者空调直吹颈部，导致风寒之邪直中肩颈，颈背部寒凝，气血凝滞，筋络痹阻，以致颈部僵硬疼痛，不能活动。遇到寒冷时疼痛加重，遇到温热时疼痛减轻。

☆ 某些颈部外伤，也可导致肌肉保护性收缩以及关节扭挫，再逢睡眠时颈部姿势不良，气血壅滞，筋脉拘挛，也可导致本病。

☆ 素有颈椎病等颈肩部筋伤，稍感风寒或睡姿不良，可发生反复"落枕"。

🐝 艾灸在落枕中的应用

✪ 可选用艾灸

• 由于枕头过高过低、睡觉姿势不良，或者过度疲劳引起的颈筋受挫，表现为睡醒后突然颈部刺痛，无法转动，按压颈部有固定的疼痛点，舌质紫或有瘀斑、苔薄白，脉紧，为瘀血凝滞。

• 睡眠时感受风寒，颈项酸胀、疼痛、沉重，疼痛多向一侧放射，有时伴有颈肩麻木；或伴有头痛、身体沉重疼痛，舌质淡、舌苔薄白或稍黄，脉浮紧或缓，为风寒湿阻。

• 平日身体衰弱，或颈部疼痛久治未愈，反复发作，颈肌麻木失去知觉，同时伴有腰部酸软无力，身体沉重酸楚，肢体发凉怕冷，心慌气短，舌质淡、舌苔白，脉细，为素体肝肾不足，复感风寒，气滞血瘀。

✪ 不宜艾灸

局部有红肿热等热证。或手脚心发热，烦躁，口干口渴，小便黄，大便秘结，舌质红，舌苔黄腻或者无苔、花剥苔，脉象弦细，为阴虚阳亢。

🦟 艾灸治疗

» 常用穴位

阿是穴、落枕穴、后溪穴、悬钟穴。

» 穴位定位

阿是穴：颈部的压痛点。

落枕穴：人体的手背当第2、3掌骨之间，掌指关节后约0.5寸处。

后溪穴：第5掌指关节尺侧后方赤白肉际，握拳时穴位在掌指关节后的横纹头处。

悬钟穴：外踝高点上3寸，腓骨后缘处。

» 穴位功效

阿是穴可疏通瘀滞、调理气血，经络气血通畅，通则不痛；落枕穴祛风通络止痛；后溪穴清心除烦，治疗头项强痛；悬钟穴与督脉相通，为治疗落枕的效穴。四穴共用，有祛风通络、疏肝补肾、止痛之效。

» 操作方法

阿是穴可以使用雀啄灸，其他穴位使用温和灸。每天1次，每个穴位每次5分钟，急性的落枕可以持续3~7天。如果颈部反复落枕可以每3天1次，持续1~3个月。每次选颈部的阿是穴、悬钟穴，再在落枕穴、后溪穴中轮换选1个穴位施灸。

🌿 温馨提示

☆ 艾灸一般每天1次，每次10~15分钟，灸3~7天。

☆ 艾灸以及发病期间颈部注意保暖，避免直吹风扇或者空调。

☆ 注意及时将枕头调整到适合于自己颈部的高度。一般枕头的高度为握拳后拳头的高度。

☆ 当反复发生落枕时应该及时就医，避免由于其他疾病颈痛等引起而延误诊治。

二、颈椎病

❋ 什么是颈椎病

颈椎病又称颈椎综合征，中医称为"项痹"，是颈椎骨关节炎、增生性颈椎炎、颈神经根综合征、颈椎间盘脱出症等疾病的总称，是一种以退行性病理改变为基础的疾患。颈椎病是西医学的诊断，由于颈椎病的症状不同，中医诊断中的"眩晕""痹症"等内容与颈椎病有关。

颈椎病分为颈型、神经根型、脊髓型、椎动脉型、交感神经型、食管型、混合型等7个分型。由于不同的分型，使得颈椎病的临床表现不一，多种多样，如颈、肩、上臂、胸前区疼痛，手指麻木，肌肉萎缩，眩晕等。

❋ 什么原因会导致颈椎病

颈椎病其实是一种劳损、老化的表现。以下几种情况容易导致颈椎病。

☆ 由于颈椎长期劳损引起。例如长期保持伏案学习工作、打麻将、看手机等低头的姿势；或躺在床上看电视、看书、枕高枕头、坐着睡觉等不良的姿势。

☆ 由于受风受凉等因素，感染寒湿邪气，阻滞经络。

☆ 不少颈椎病是由于外伤所致，如坐车时急刹车，闪到颈椎，或更严重的颈部外伤。

☆ 由于先天不足或后天失于濡养，导致气血不足，不能很好地供给头部；或者肝肾阴虚，导致眩晕频发。

❋ 艾灸在颈椎病中的应用

❂ 可选用艾灸

• 由于颈椎长期劳损，气血运行不畅，气血凝滞，引起肩膀、颈部、上肢、手部疼痛，麻木，酸胀感等，肌肤有湿冷感，怕冷而喜欢温热，舌质淡、舌苔白，脉弦紧。

• 感受寒湿，阻滞经络，头痛，颈项僵硬，上肢麻木疼痛，怕冷，舌质淡、舌苔白腻，脉弦紧。

• 气血不足，头部失养，表现为经常头昏、眩晕，身体疲乏无力，吃饭胃口不开，颈肩部酸痛，舌质淡红，或者舌体胖、边有齿痕，舌苔薄白，脉沉细无力。

- 颈部外伤后的稳定恢复期。

✪ 不宜艾灸

- 颈部外伤后的急性期。

- 肝肾阴虚者，表现为眩晕频繁，伴有乏力，气短，烦躁，口干，多梦，舌质红，脉细数等情况。

艾灸治疗

» 常用穴位

阿是穴、颈夹脊穴、肩井穴、曲池穴。

» 穴位定位

阿是穴：颈部的压痛点。

颈夹脊穴：第1胸椎棘突下至第4胸椎棘突下，每个棘突旁开0.5寸。

肩井穴：在肩上，当大椎穴与锁骨肩峰及锁骨与肩胛冈两者连线的中点。

曲池穴：屈肘，在肘横纹桡侧端凹陷处。

» 穴位功效

阿是穴可疏通瘀滞、调理气血，经络气血通畅，通则不痛。肩井穴可以治疗肩背髀痛，臂不上举，具有祛风清热、消肿止痛的作用。曲池穴有散风的作用。夹脊穴，是奇穴，调和五脏，通降腑气。四穴相配，具有祛风通络、活血理气、消肿止痛的功效。

» 操作方法

阿是穴使用雀啄灸，颈夹脊穴、肩井穴使用艾灸盒，曲池穴温和灸。每个穴位5分钟，每天共灸20分钟，每天1次，灸3次后改为每3天1次。

» 其他穴位

足三里穴属足阳明胃经，具和胃健脾的功能。气血不足而眩晕可以灸足三里穴。三阴交穴属足太阴脾经，功能健脾利湿，兼调肝肾。二穴相配益气补血，气血充足，头部得气血滋养，则眩晕止。

足三里穴：犊鼻下3寸，距离胫骨前嵴外侧1横指，屈膝或平卧取穴均可。

三阴交穴：在内踝高点上3寸，当胫前内侧后缘。

温馨提示

☆ 艾灸以及发病期间颈部注意保暖，避免直吹风扇或者空调。

☆ 注意选择合适的枕头，一般枕头的高度为握拳后拳头的高度，使枕头呈马鞍形。平卧时，枕部及后脑置于枕头中央凹陷处，马鞍形隆起部支撑于颈部，有利于颈椎肌肉放松及颈椎生理曲度的恢复。

☆ 不要长期低头或者伏案工作，每1小时活动放松颈部。

☆ 减少颈椎外伤的发生。

☆ 经常锻炼颈部的肌肉，如每天做双手抵住颈部，抬头向上仰头动作5分钟。

三、肩周炎

什么是肩周炎

肩周炎中医称为"肩痹"，又称为五十肩、冻结肩、漏肩风。顾名思义，其经常发生在50岁左右，女性多于男性。肩周炎是由于肩关节周围的软组织退行性变，无菌性炎症、渗出，继而纤维化和粘连，引起肩关节疼痛、活动受限、功能障碍。作为一种常见病，有一定自我恢复的可能。

什么原因会导致肩周炎

肩周炎的发病属于组织老化的表现，常见于40岁以上的中老年人。以下情况容易引起肩周炎。

☆ 长期过度活动，姿势不良等产生的慢性损伤。

☆ 上肢外伤后肩部固定过久，筋骨衰退，再加上感受风寒，导致寒湿凝滞、气血瘀滞。

☆ 肩部急性挫伤、牵拉伤等。

艾灸在肩周炎中的应用

❂ 可选用艾灸

• 长期过度活动或姿势不良，肝肾不足，气血两亏，筋脉失养，表现为肩部酸痛，劳累后加重，伴有头晕，乏力，心悸气短，舌质淡红或淡、舌苔白，脉沉细弱。

• 寒湿凝滞，气血瘀滞，表现为疼痛部位固定，疼痛剧烈刺骨，肌肉筋骨痉挛或者萎缩，害怕吹风受凉，喜欢温暖，舌质淡、苔白或腻，脉沉弦紧。

• 肩部急性挫伤、牵拉伤后瘀血阻滞，肩部肿胀疼痛，48小时以后病情稳定。

✪ 不宜艾灸

肩部急性挫伤肿胀48小时内、局部有破损伤口。或身体瘦弱，手心、脚心和胸中烦躁发热，口干口渴，便秘，舌质红、舌苔少或没有，脉弦细。

🔥 艾灸治疗

> **常用穴位**

阿是穴、肩髃穴、肩髎穴、臑会穴、中脘穴。

> **穴位定位**

阿是穴：肩部的压痛点。

肩髎穴：上臂外展平举，肩峰后下际凹陷处。

肩髃穴：肩髎穴上1寸处。

臑会穴：肩髎穴下3寸。

中脘穴：在腹部正中线，脐上4寸。

> **穴位功效**

阿是穴可疏通瘀滞，调理气血，经络气血通畅，通则不痛；肩髎穴、臑会穴、肩髃穴疏通局部经络气血；中脘补脾胃、生气血。四穴配合，祛瘀理气，止痛散寒，扶正。

> **操作方法**

可以使用小回旋灸、雀啄灸。每天1次，灸3次后改为3天1次，持续2~3个月。每次选阿是穴、中脘穴，再配合肩髃穴、肩髎穴或者臑会穴中的任意1个穴位，每次共灸15~30分钟。

> **其他穴位**

疼痛范围广可以加天髎穴。

天髎穴：肩胛骨上角端凹陷处。

🌿 温馨提示

☆ 艾灸前3天每天1次，每个穴位5~10分钟即可。以后改为每3天1次。

☆ 艾灸以及发病期间肩部注意保暖，避免直吹风扇或者空调。

☆ 坚持功能锻炼，每天早晚各1次。具体锻炼方法如下：双手握住健身棒，双上臂伸直、下垂，然后向前、向上举过头顶，坚持5秒，再还原，10次一组；双手握住健身棒，双上臂伸直、下垂，然后尽量向后伸，坚持5秒，再还原，10次为1组；借助健侧手臂的力量将患肢从颈前向健侧肩背部推，使患侧手可以触及健侧肩部、背部肩胛骨；借助健侧手臂的力量将患肢从背部向健侧肩背部推，使患侧手可以触及健侧背部、肩胛骨；借助健侧手臂的力量将患肢从耳侧弯曲摸健侧耳尖。

四、网球肘

🐝 什么是网球肘

网球肘学名为肱骨外上髁炎，中医称为"肘劳"，是由肘关节外侧前臂伸肌起点处的肌腱发炎引起的疼痛。由于多发生于网球运动员，所以叫作网球肘。疼痛的产生是由前臂的伸肌重复用力，引起慢性撕拉伤造成的。中医认为是劳伤筋骨，气血失养，或者风寒乘虚积聚，肘部筋伤，脉络失养所致。

🐝 什么原因会导致网球肘

☆ 过度运动导致气血筋脉不通畅。

☆ 出汗时没有及时保暖，感受风寒或贪凉导致风寒之邪乘虚而入，积聚于肘部，筋脉失养。

🐝 艾灸在网球肘中的应用

✪ 可选用艾灸

• 过于运动劳伤筋骨，气血不足，筋脉失养，表现为肘部慢性疼痛、无力，舌质淡红、舌苔薄白，脉沉细。

• 感受风寒后引起的肘部酸胀，怕冷而喜欢温暖，温暖时疼痛减轻，舌质淡、舌苔白，脉弦紧。

✪ 不宜艾灸

急性期肘部肿胀不能强行艾灸。

🐝 艾灸治疗

> **» 常用穴位**
> 阿是穴、曲池穴、合谷穴。
> **» 穴位定位**
> 阿是穴：肘部的压痛点。

曲池穴：肘横纹桡侧端凹陷处。

合谷穴：在第1、2掌骨之间，相当于第2掌骨中的取穴。

» 穴位功效

阿是穴舒筋通络，曲池穴、合谷穴调理气血、通络止痛。

» 操作方法

阿是穴用麦粒灸，具体的操作方法如下：取艾绒捏成麦粒大小称为1壮，将1壮点燃后放于阿是穴上灸之，当患者有烧灼感时，将其压灭，再换上新的1壮，每次灸7壮，隔天1次。曲池穴、合谷穴采用雀啄灸，每天1次，每次10分钟，灸3次后改为每2~3天1次，持续2~3个月。

温馨提示

☆ 有瘢痕体质的人禁忌麦粒灸。

☆ 患病期间应该停止打网球等使前臂重复用力的运动或劳动。

☆ 避风寒。

五、腰痛

什么是腰痛

腰痛是指腰部疼痛，是一种常见症状。许多疾病都可以引起腰痛，如腰部扭伤、腰肌劳损、腰椎间盘突出症、肾结石等。

由于足太阳膀胱经、督脉都循经于腰部，足少阴肾经"贯脊属肾"，腰为肾之府，所以"腰痛"也经常和"肾虚"联系起来。

什么原因会导致腰痛

脊柱，肋骨及周围相关的关节、肌肉等一起形成支撑内脏的支架，同时脊柱也是人体完成各种躯干动作和工作、劳动、生活的重要运动系统之一。由于腰椎承受力大，加之不正确的行为方式，长期劳损退化等原因导致腰椎及椎间盘、韧带、肌肉的急性和慢性损伤，从而导致腰痛。

☆ 搬重物或者突然遭受外力。

☆ 腰部经常屈伸、长期弯腰慢性积累的创伤，或急性的创伤没有得到及时治疗。

☆ 平时体育锻炼比较少，或病后身体虚弱时过早劳动。

☆ 腰部感受寒凉也会引起腰痛。

艾灸在腰痛中的应用

运用艾灸治疗腰痛有较好的疗效，甚至可以在相当长时间内缓解症状。由于腰痛恢复较慢，因此艾灸的疗程也需要较长的时间。

✪ 可选用艾灸

• 腰部酸痛，或者腰痛牵连到下肢，寒凉怕冷，有沉重坠胀感，腰部活动受限制，采用热敷等方法使腰部温暖后疼痛可以缓解，舌质淡、舌苔白腻，脉濡，属于寒湿腰痛。

• 腰部隐隐作痛，持续时间较长，劳累后加重，安静躺卧时减轻，反复发作，伴有脸色苍白，手足腰腿发凉，气少不爱说话，舌质淡、舌体胖、舌苔薄白，脉沉细弱，属于肾阳虚腰痛。

• 腰痛时重时轻，疼痛没有固定之处，严重时腰部运动受到限制，行走困难，舌苔薄，脉弦，属于气滞络阻。

• 腰部疼痛局限于一侧，疼痛部位固定，压痛明显，局部有瘀肿，舌质暗有瘀点，脉弦紧，为血瘀气滞。

✪ 不宜艾灸

• 腰部隐隐作痛，患病时间久且难以缓解，伴有心烦，失眠，咽干口燥，面色潮红，乏力，舌质红、舌苔少，脉弦细，属于阴虚腰痛。

• 腰痛有灼热感，天气炎热或者阴雨天疼痛加重，活动以后疼痛可以减轻，小便色黄，舌苔黄腻，脉濡数，属于湿热腰痛。

艾灸治疗

» **常用穴位**

肾俞穴、大肠俞穴、腰眼穴、委中穴、阿是穴。

» **穴位定位**

肾俞穴：俯卧，在第2腰椎横突下，督脉（命门穴）旁开1.5寸处取穴。

大肠俞：俯位，在第4腰椎棘突下，督脉（腰阳关穴）旁开1.5寸处取穴。

腰眼穴：俯卧在第4腰椎棘突下，旁开3.5寸之凹陷处取穴。

委中穴：在腘窝横纹中央，微屈膝取穴。

阿是穴：腰部的压痛点。

» 穴位功效

肾俞穴为肾脏之气输注之处，是治肾疾的重要腧穴；大肠俞穴理气止痛，治疗腰背疼痛；腰眼穴可以益肾，治疗肾虚腰痛；委中穴具有理血消肿的功能。上穴配合，理气祛瘀，补肾强筋，止痛。

» 操作方法

肾俞穴、大肠俞穴、腰眼穴可使用艾灸盒灸，阿是穴用雀啄灸，委中穴可以使用温和灸。初期每天灸1次，每穴可灸5~10分钟左右。灸3次后改为3天1次，病程久者可以改为每7天1次。长期慢性疼痛可以持续灸多年，每次可以在腰部选2个穴位，再加上委中穴，一共灸30分钟。

» 其他穴位

环跳穴具有祛风化湿、疏通经络的功效，治疗腰胯疼痛，半身不遂，下肢痿痹，挫闪腰痛。腰痛牵及臀部、大腿者，可加灸环跳穴。殷门穴具有疏通经络的作用。主治腰脊强痛，不可仰卧，大腿疼痛。关元穴具有培补元气的功效。气海穴具有益气助阳、调经固精的功效。二穴均为任脉穴位，对于元阳不足出现腰部酸胀坠痛，怕冷，阴雨天加重，舌质淡、舌体胖、舌苔白，脉沉细者，可用艾盒灸关元穴、气海穴。

环跳穴：侧卧屈股，在股骨大转子最高点处与骶骨裂孔的连线上外1/3的交点处取穴。

殷门穴：臀横纹正中点（承扶穴）与腘横纹中点（委中穴）连线上，承扶穴下6寸。

关元穴：在脐下3寸。

气海穴：在脐下1.5寸。

❀ 温馨提示

☆ 如果艾灸治疗1~2周后疼痛不能缓解，应该及时就医。

☆ 腰痛常常是由急性扭伤没有及时治疗、慢性劳损、退行性病变等所致，因此配合腰部肌肉的功能锻炼非常重要。

☆ 注意保暖，避免冷风直吹腰部。

☆ 养成良好的生活习惯，避免久坐。

六、膝关节疼痛

什么是膝关节疼痛

膝关节疼痛是一种常见症状，中医称"膝痹"。引起膝关节疼痛的原因较多，比如膝关节局部损伤、炎症、慢性劳损引起，关节软骨、髌骨、韧带等损伤。常见的疾病有髌骨软骨软化症、髌下脂肪垫损伤、膝关节骨性关节炎、半月板损伤、滑膜炎、膝关节交叉韧带损伤、膝关节侧副韧带损伤等。

什么原因会导致膝关节疼痛

引起膝关节疼痛多数源于急性创伤，但是也有部分是慢性劳损造成。

☆ 急性膝关节疼痛多发于关节急性创伤后，常见于爱运动的青年人。

☆ 如果急性创伤没有得到及时休息和积极治疗，加之感受寒凉，会出现反复的关节疼痛肿胀。中医认为"风为百病之长""风多挟湿""湿性重浊，缠绵难愈"，慢性膝关节疼痛常为风寒湿阻引起。固定的冷痛，表示寒邪重；不固定部位的疼痛，呈游走性，表示风邪重。

☆ 慢性的膝关节损伤多发生于中老年人、身体过于肥胖或者是膝关节负重的人。女性多于男性，肥胖者更常见，"O"形腿、"X"形腿也容易发生慢性膝关节损伤。一种常见的现象是在行走或者下蹲时突然像被卡住一样不能动，伴有剧烈的疼痛，活动活动膝关节或者换个姿势，卡住的现象就消失了，疼痛也随之缓解，称为交锁现象。

艾灸在膝关节疼痛中的应用灸

✪ 可选用艾灸

• 关节疼痛，感受寒凉后加重，患病时间长而不能治愈，肿胀反复发作，下肢有冷痛酸痛、沉重坠胀感，舌质淡、舌苔白腻，脉弦紧，为风寒湿阻。

• 中老年人、身体过于肥胖者、长期干重体力劳动者、膝关节负重者，没有明显的受创伤史，膝关节肿胀、酸痛无力，伴有腰酸、下肢肿胀，怕冷，舌质淡、舌体胖、舌苔白腻，脉沉细，为脾肾阳虚。

• 关节肿胀疼痛，安静不活动时反而疼痛，或者损伤时间长引起肌肉萎缩，膝关节发软无力，弹响交锁现象经常发作，舌质淡、舌苔白，脉细，为肝肾亏损。

• 关节急性创伤后，关节肿胀、瘀血等情况均处于稳定或消退期，膝关节肿胀，屈伸运动受限制，不能上下楼梯，甚至局部出现瘀斑等，按压膝关节时有固定的疼痛点，舌质暗、舌苔白，脉弦或细涩，为瘀血停滞。

✪ 不宜艾灸

• 膝关节创伤、水肿瘀血急性期，不可以艾灸，以免加重病情。

• 伴有心烦，怕热，出汗多，口渴，小便颜色深，大便燥结，舌质红、舌苔黄腻，脉弦滑或者洪大，不可艾灸。

🌺 **艾灸治疗**

» 常用穴位

血海穴、足三里穴、犊鼻穴、阳陵泉穴、阴陵泉穴、膝眼穴、膝阳关穴、梁丘穴。

» 穴位定位

血海穴：屈膝，髌骨内上缘上2寸，当股四头肌内侧头隆起处取穴。

犊鼻穴：屈膝，在髌骨下方，髌韧带外侧凹陷中取穴。

足三里穴：犊鼻穴下3寸，距离胫骨前嵴外侧1横指，屈膝或平卧取穴均可。

阳陵泉穴：腓骨小头前下缘凹陷中取穴。

阴陵泉穴：在胫骨内侧髁点凹陷处取穴。

膝眼穴：在膝关节部，髌骨下韧带两侧之凹陷中，屈膝取穴。

膝阳关穴：股骨外上髁上方凹陷处取穴。

梁丘穴：仰卧在膝髌骨上外侧缘上2寸凹陷处。

» 穴位功效

血海穴疏通局部气血；犊鼻穴消肿止痛，通经活络，主治膝关节肿痛；足三里穴和胃健脾，鼓舞正气；阳陵泉穴、阴陵泉穴，主治半身不遂、下肢痿痹、膝肿疼痛；膝阳关穴疏通经络，主治膝膑肿痛、腘筋挛急、小腿麻木；膝眼穴舒筋通络，主治膝部肿痛、脚气、鹤膝风。梁丘穴可以和胃消肿，宁神定痛，主治胃痛膝肿。以上诸穴相配，祛寒湿，舒筋络，止痛，补脾肾。

» 操作方法

上述穴位可以分为两组，隔天交替艾灸，采用温和灸。寒湿重的情况，血海穴、梁丘穴可以采用隔姜灸。隔姜灸就是将鲜生姜切成约2~3mm厚的姜片，用针点刺出许多小孔，以便热力传导。上置蚕豆大或黄豆大的艾炷，点燃施灸。一般灸至患者觉热，局部皮肤红晕汗湿为度。在灸的过程中，灸过2~3壮后应该不时拿起姜片看看皮肤颜色，以免施灸过度，发生水疱。如果患者热痛难忍时可以移动姜片，也可以在姜片下垫纸片再灸。初期每天1次，灸3次后改为3天1次，病程久者可以改为每7天1次。

» 其他穴位

关元穴具有培补元气的功效。气海穴具有益气助阳的功效。二脉均为任脉穴位，对于元阳不足，年龄较高的人，出现膝关节肿胀反复发作，怕冷，阴雨天加重，舌质淡、舌体胖、舌苔白，脉沉细者，可用艾盒灸关元穴、气海穴。

关元穴：在脐下3寸。

气海穴：在脐下1.5寸。

温馨提示

☆俗话说"伤筋动骨一百天"，因此膝关节疼痛的治疗需要坚持，上述穴位可以分为两组，隔天灸不同的组穴，一般需要坚持3个月。

☆应该注意膝关节及其周围肌肉的功能锻炼，例如卧位下肢抬高15°并保持这一体位，每天双腿各10~15分钟。还可以做甩腿疗法，每天每侧1000次。

☆注意保暖，避免空调或者冷风直吹，及时添加衣裤保暖。

☆急性创伤时应该适当休息。

七、足跟痛

什么是足跟痛

足跟痛即足跟部疼痛的症状，西医学称为"跟痛症"。引起足跟痛的原因很多，包括跟腱周围炎、跟骨骨刺、跟骨骨膜炎、跟骨下脂肪垫损伤、跟骨骨折、跟骨皮下滑囊炎、跟骨结核、肿瘤等。足跟痛轻者没有明显的症状，只是在穿鞋底过薄、受凉、长途行走时偶有发生，严重时会出现晨起下地时、久坐起身时发生疼痛，活动后减轻，长期站立行走后再次加重。有时可牵扯小腿后侧疼痛，局部不红不肿。

🐝 什么原因会导致足跟痛

引起足跟痛的原因大致有急性损伤、慢性损伤和退行性病变几种。

☆ 突然大运动量跑步、负重等，导致足跟疼痛，尤其早晨变得更加严重，也可以牵扯到小腿痛。这种疼痛也会在一些奔跑或者爆发式的运动中加重，比如举重运动等。

☆ 足跟感受风寒外邪，走路时蹚水，或住所潮湿。

☆ 产后气血亏损、筋脉失养，过早下地、感受寒凉，导致产后足跟疼痛。

☆ 年事已高，肝肾不足，筋骨失养，这种情况起病较为缓慢，可以有数月或者数年的病史，多发于40岁以上，女性多于男性，身体肥胖者多见。

🐝 艾灸在足跟疼痛中的应用

✪ 可选用艾灸

• 足跟疼痛，活动后减轻或者加重，局部肿胀，疼痛部位固定，按压时也有固定的痛点，喜欢温暖并能缓解疼痛，或者伴有下肢沉重，舌质淡红有瘀斑、舌苔白、脉涩，为寒湿血瘀。

• 产后足跟疼痛，伴有面色憔悴没有光泽，气少乏力，腰膝酸痛，舌质淡、舌苔薄，脉沉细，为气血亏损、筋脉失养。

• 长期慢性足跟部疼痛，缠绵不愈，早晨起来站立时有剧痛，活动以后疼痛减轻，但劳累、过多运动，如久站久行后又发作或加重，酸胀沉重或者刺痛，受凉后加重，伴有腰部酸痛，舌质淡、舌苔白，脉沉细，为肾气不足。

✪ 不宜艾灸

足跟疼痛，伴有局部红肿热痛、溃疡、感觉减弱或者消失，骨折急性期等情况均不适于艾灸。足跟结核、肿瘤是否可以艾灸应该征求专业医生的意见，切勿盲目施灸。

🐝 艾灸治疗

> **» 常用穴位**
> 三阴交穴、然谷穴、大钟穴、昆仑穴、仆参穴。
> **» 穴位定位**
> 三阴交穴：在内踝高点上3寸，当胫前内侧后缘。
> 然谷穴：在足舟骨粗隆前下缘凹陷处取穴。
> 大钟穴：太溪穴下0.5寸，当跟腱内侧前缘取之。

昆仑穴：跟腱与外踝高点之间凹陷处。

仆参穴：在外踝后下方昆仑之下，当跟骨凹陷处，赤白肉际之处取穴。

» 穴位功效

三阴交穴健脾兼调肝肾，主治脾胃虚弱，足痿痹痛。然谷穴益肾固泄，主治足跗痛。大钟穴益肾平喘，主治腰脊强痛，足跟痛。昆仑穴主治腰痛，足跟痛。仆参穴为局部取穴，镇痉舒筋，主治足跟痛、脚气膝肿。上述穴位配合，可以补脾肾，祛风湿，止足痛。

» 操作方法

三阴交穴、然谷穴每次各灸5~10分钟；大钟穴、昆仑穴、仆参穴可以轮流取穴，每次取1~2个穴位施灸，每个穴位灸5~10分钟。采用温和灸，每3天1次，持续2~3个月，病程久者也可以坚持数年。

» 其他穴位

金门穴具有舒筋通络的功效，治疗外踝疼痛，下肢痹痛。疼痛范围较大时可以加金门穴。太溪穴益气纳肾，培土生金，主治头晕目眩、内踝肿痛。也可以采用目前市面有售的电热加温艾绒的产品将足部包裹起来艾灸。

金门穴：在外踝前缘下方，当骰骨外侧凹陷处取穴。

太溪穴：平齐内踝高点，当内踝后缘与跟腱内侧缘之间凹陷处。

温馨提示

☆ 急性创伤时应该适当休息。

☆ 女性尽量减少穿高跟鞋，尽量穿厚底、质软的鞋。

☆ 运动前做好充分准备活动，按照循序渐进的原则逐渐增加运动量。

☆ 如果足跟痛症状持续不缓解，应该到正规医院进行相应的检查，以免延误病情。

八、扭挫伤

什么是扭挫伤

扭伤是指躯干及四肢部位的肌肉、肌腱、韧带等软组织损伤，而无骨折、脱臼、皮肤的破损等。主要表现为损伤部位疼痛、肿胀和关节活动受限，多发于腰、踝、膝、肩、腕、肘、髋等部位。挫伤是指由钝器作用造成以皮下软组织出血为主要改变的闭合性损伤。挫伤的临床表现为皮内、皮下淤血肿胀、疼痛。挫伤的大小、形态以及出血程度，随作用力大小及局部组织的特点而变化。

扭挫伤中医称为伤筋。有新伤、旧伤和劳损几种。

什么情况容易发生扭挫伤

☆ 扭伤常常发生于运动过程中，或不慎跌倒、牵拉和过度扭转等原因。腰扭伤常常发生在搬重物时，踝部、膝部的扭伤大部分是由于剧烈运动，或者平日不运动，不做任何准备突然剧烈跑步、打羽毛球等。

☆ 四十岁以上的中老年人，软组织已经开始退化，突然剧烈跑跳也容易拉伤肌肉、肌腱、韧带。

☆ 急性伤筋后没有及时休息或者治疗，慢性劳损又受风受凉时。

艾灸在扭挫伤中的应用

✪ 可选用艾灸

• 中老年人气血肝肾均已不足，筋脉失于濡养，突然剧烈运动，这种疼痛发生较为缓慢，局部没有明显肿胀、瘀血，舌质淡、舌苔白，脉沉细，或者舌质红、舌苔少，脉细数。

• 急性扭伤稳定（48小时）后，可以艾灸。

• 受伤一定时间后的慢性疼痛，喜欢温暖而怕凉，舌质淡、有瘀斑，舌苔白，脉弦紧或沉细。

✪ 不宜艾灸

急性扭伤局部肿胀、瘀血，扭伤48小时内不可以艾灸。

艾灸治疗

» **常用穴位**
阿是穴。

» **穴位定位**
阿是穴：挫伤后局部的压痛点。

» **穴位功效**
艾灸阿是穴可促进炎症吸收，活血通络，消瘀。

> » 操作方法
>
> 可以采用温和灸，每天1次，灸3次后改为3天1次，病程久者可以改为每7天1次。
>
> » 其他穴位
>
> 由于扭伤的具体部位不同，很难制定统一的穴位，可以根据具体扭伤的部位参照前面颈椎病、肩周炎、肱骨外上髁炎、膝关节疼痛、腰痛、足跟痛等相关章节。

胸部（心肺）疾病

一、感冒

什么是感冒

感冒即我们俗称的"伤风"，一年四季均可发病，尤以秋、冬两季为多，据统计一个成年人平均每年患5次感冒。当您睡觉时，不少"免疫力因子"会在此时产生，它们犹如一个屏障，保护着您免遭感冒及其他疾病的侵袭。可不少年轻人将自己的睡眠时间"贡献"给了工作、夜店、网络等，过度劳累、熬夜都会导致免疫力下降，以至于人体在感冒面前"缴械投降"。此时人体被外邪侵袭，就易导致感冒，出现鼻塞、流涕、咳嗽、头痛、恶寒发热、全身不适等症状。

从西医学认为，感冒属于急性上呼吸道感染，当人体在淋雨、受凉、过度劳累、气候突变等因素诱发下，使全身或呼吸道局部防御功能降低，原已存在于呼吸道或从外界侵入的病毒、细菌迅速增殖，以鼻咽部炎症为主要表现，甚至可伴全身中毒症状。

什么原因会导致感冒

☆感冒是由于风、寒、暑、湿、燥、火等外邪，或流行病毒侵入人体而致病。秋末及冬季天寒地冻，时令以风和寒为主，所以邪气致病以风寒证为多见。春夏季节天气温暖，时令以风和热为主，所以邪气致病以风热证为多见。夏季雨水多，暑热兼潮湿，邪气致病以暑兼湿证为多见。秋季万物凋零，天气干燥，呈肃杀收敛之象，邪气致病以燥证为多见。

☆生活起居不当，如薄衣受凉、淋雨伤湿、冒暑受热；或过度劳累、久病体虚，而致正气不足；或气候异常，病毒流行，侵犯人体而致病，均会引起人体体表温度变化，气血失调，进而影响脏腑功能，发为感冒。

艾灸在感冒中的应用

《医学入门》中说："凡药之不及，针之不到，必先灸之。"坚持艾灸，可以提高免疫力，使元气得以修复。而艾灸祛风寒也是最好的治疗感冒、咳嗽的方法。那么，什么样的感冒适合艾灸呢？

✪ 可选用艾灸

• 怕冷明显，发热较轻，没有汗出，头痛，四肢关节酸痛，鼻塞的声音大或鼻痒打喷嚏，有时会流质地清澈的鼻涕，咽痒，咳嗽，吐质地稀薄白色的痰液，口不渴或口渴喜欢喝热水，舌苔薄白而润，脉浮或浮紧，为风寒束表。

• 发热明显，稍微怕风，出汗少，肢体酸重或疼痛，头昏重胀痛，咳嗽伴有咳出质地黏稠的痰液，流质地浑浊的鼻涕，心烦口渴，或口中有黏腻感，虽然口渴但不想多喝水，胸闷，胃脘满闷不舒，经常恶心，腹胀，大便稀，小便少、色赤，舌苔薄黄而腻，脉濡数，为暑湿伤表。

• 怕冷明显，发热，没有汗出，头痛身体酸痛，咳嗽，痰白，咯痰无力，平素神疲体弱，气短懒言，经常感冒，舌淡、苔白，脉浮而无力，为气虚感冒。

以上情况，我们可以运用艾灸辛温解表、清暑祛湿解表、益气解表的功效来治疗感冒。

✪ 不宜艾灸

• 发热较为明显，些许怕风，汗出不通畅，头胀痛，面赤，咳嗽，痰黏或黄，咽喉干燥或咽喉乳蛾红肿疼痛，鼻塞，流黄色浑浊鼻涕，口干想喝水，为风热犯表。

• 身热，些许怕风怕冷，汗出较少，头昏，心烦，口干，干咳少痰，为阴虚感冒。

艾灸治疗

» 常用穴位

风池穴、大椎穴、太阳穴、列缺穴、合谷穴。

» 穴位定位

风池穴：在项部，当枕骨之下，与风府穴相平，胸锁乳突肌与斜方肌上端之间的凹陷处。

大椎穴：在后正中线上，第7颈椎棘突下凹陷中。

太阳穴：在颞部，当眉梢与目外眦之间，向后约1横指的凹陷处。

列缺穴：在前臂桡侧缘，桡骨茎突上方，腕横纹上1.5寸，当肱桡肌与拇长展肌腱之间。

合谷穴：在手背，第1、2掌骨之间，当第2掌骨桡侧的中点处。

» 穴位功效

风池穴为足少阳胆经与阳维脉的交会穴，阳维脉具有维系、联络全身阳经的作用，如果阳维脉出了问题，人多半会感到发热或是发冷，用现在的话说就是感冒了，所以风池穴可发汗解表，又与太阳穴相配可清解外邪，缓解感冒引起的头目不适；灸大椎穴可增阳气、散寒气；列缺穴、合谷穴原络配穴，宣通肺经气血、解表散寒。

» 操作方法

艾条悬灸，每穴灸10~15分钟，每天1次，7天为1个疗程。

» 其他穴位

风寒感冒时可加灸肺俞穴、风门穴，有解表散寒的功效；暑湿感冒时加灸中脘穴、阴陵泉穴，有清暑热、祛湿气的功效；全身发酸无力加身柱穴，有补气壮阳的功效；邪气盛，身体虚可加足三里穴，有调理脾胃、扶正祛邪的功效。

肺俞穴：在背部，当第3胸椎棘突下，旁开1.5寸。

风门穴：在背部，当第2胸椎棘突下，旁开1.5寸。

中脘穴：在上腹部，前正中线上，脐中上4寸。

阴陵泉穴：位于小腿内侧，当胫骨内侧髁后下方凹陷处。

身柱穴：在背部，当后正中线上，第3胸椎棘突下凹陷中。

足三里穴：在小腿前外侧，犊鼻穴下3寸，距胫骨前缘1横指（中指）。

❀ 温馨提示

☆ 受寒之后的感冒在艾灸时以有出汗反应为佳。

☆ 艾灸治疗期间，如果灸者出现高热持续不退、咳嗽加剧等明显病情加重情况时，应尽快采取综合治疗措施。

　　☆ 感冒流行期间，应保持室内的空气流通，少去人多的公共场所。

　　☆ 感冒者应注意多休息，勿劳累，多喝热水，饮食宜清淡。

二、咳嗽

🐝 什么是咳嗽

　　生活中有人会疑惑，为什么同样是在空调房里，有的人容易感冒咳嗽，且久治不愈，而有的人却安然无恙？因为有些人阳气实在是太弱了，对于病邪完全没有抵抗力，一旦寒气入肺，就会引起咳嗽，而且还容易久治不愈。咳嗽是指肺失宣降，肺气上逆作声，咯吐痰液，为肺系疾病的主要症状之一。分别言之，有声无痰为咳，有痰无声为嗽，一般多为痰声并见，难以截然分开，故以咳嗽并称。

　　咳嗽既是独立的病证，又是肺系多种疾病的一个症状。西医学认为，急慢性支气管炎、肺炎以及慢性咽炎，或花粉、异物过敏容易导致咳嗽，其他疾病如左心衰、胸膜炎、胃食管反流等也可引起咳嗽。据统计，慢性咳嗽的发病率为3%~5%。

🐝 什么情况容易导致咳嗽

　　☆ 因天气冷热失常，气候突变，外邪侵袭人体；或吸入烟尘、异味气体，而导致咳嗽。

　　☆ 因饮食不调，或过食肥甘辛辣，或过食生冷，或平素脾胃较弱，脾胃消化功能失调，而肺胃通过经脉相连，肺脏受到影响，乃生咳嗽。

　　☆ 肝肺两脏通过经脉相连，若心情不佳，肝气不畅，影响肺脏，则发为咳嗽。

　　☆ 如肺系疾病长时间不愈，耗伤人体正气，也会引发咳嗽。

🐝 艾灸在咳嗽中的应用

　　《素问·刺法论》云："正气存内，邪不可干。"人为什么会生病？多半是因为正气不足，免疫力不足，病邪乘机入侵人体，才会引起疾病，其中最典型的症状就是感冒咳嗽。《素问·生气通天论》又云"阳密乃固"，意思是说，阳气充足则免疫力强悍，病邪难以入体，人也就不会生病，可见阳气与正气（免疫力）是不分家的，所以要补正气就得补阳气，而补阳气，最好的办法就是艾灸。如果由于工作忙等原因没有时间到医院治疗，可以自己在家用艾条灸穴位，坚持治疗一段时间后不但可以使咳嗽好转，还可以增强体质，提高抗病能力。那么，什么样的咳嗽适合艾灸呢？

✪ 可选用艾灸

• 咳嗽声音重，咽喉痒，痰颜色白、质地稀，鼻塞，流清涕，肢体发酸无力，或感觉怕冷，没有汗，舌苔薄白，脉浮或浮紧，为风寒袭肺。

• 咳嗽反复发作，咳嗽声音重，痰多、质地黏腻、颜色白或带灰色，痰咳出后咳嗽会缓解一些，清晨或饮食后感觉痰多，咳嗽加重，吃油腻食物加重，胸闷腹胀，身体疲倦，大便不成形，舌苔白腻，脉象濡滑，为痰湿蕴肺。

• 咳嗽气喘，活动加重，痰质地稀，面色苍白，肢体冰冷，或浮肿，小便不顺畅，舌淡苔白，脉沉细，为脾肾阳虚。

✪ 不宜艾灸

• 感觉痰咳不出来，痰颜色黄、质地黏稠，咳嗽的声音低哑，鼻流黄涕，口渴，发热重比较明显，为风热犯肺。

• 干咳没有痰或痰很少，咽喉、鼻子干燥，咳嗽严重时甚至感觉胸痛，痰质地黏不容易咯出，起初可有恶寒、发热头痛等，为风燥伤肺。

• 咳嗽伴有胁肋疼痛，可随情绪波动增减，痰量少、质黏，偶尔痰中带血，咽干口苦，为肝火犯肺。

• 干咳，咳声短促或痰中带血，潮热，颧部发红，下午加重，手足心热，形体消瘦，为肺阴亏耗。

🦟 艾灸治疗

» 常用穴位

天突穴、肺俞穴、中府穴、太渊穴。

» 穴位定位

天突穴：仰靠坐位，在颈部，当前正中线上，胸骨上窝中央。

肺俞穴：在背部，第3胸椎棘突下，旁开1.5寸。

中府穴：在胸前壁的外上方，云门穴下1寸，平第1肋间隙，距前正中线6寸。

太渊穴：在腕掌侧横纹的桡侧，桡动脉搏动处。

» 穴位功效

天突穴有利于咽喉部气血运行，肺俞穴、中府穴俞募相配，太渊穴为肺经原穴，三穴配合有利于肺气运行，化痰止咳。

» **操作方法**

温和灸：每穴灸10~15分钟，每天1次，7天为1个疗程。

隔姜灸：艾炷如枣核大，每穴5~7壮，隔天1次，10天为1个疗程。

» **其他穴位**

风寒袭肺时可加灸大椎穴、风门穴，有祛风散寒止咳的功效；痰湿蕴肺时加灸足三里穴、阴陵泉穴，有除湿化痰的功效；脾肾阳虚时加灸大椎穴、太溪穴，有温阳补肾、健脾止咳的功效。

大椎穴：在后正中线上，第7颈椎棘突下凹陷中。

风门穴：在背部，当第2胸椎棘突下，旁开1.5寸。

足三里穴：在小腿前外侧，犊鼻穴下3寸，距胫骨前缘1横指（中指）。

阴陵泉穴：在小腿内侧，当胫骨内侧髁后下方凹陷处。

太溪穴：在足内侧，内踝后方，内踝尖与跟腱之间的凹陷处。

温馨提示

☆ 平时注意锻炼身体，增强体质，提高防病能力。

☆ 过敏体质者，注意避免吸入烟尘、花粉及进食易过敏的食物以防止过敏。

☆ 忌吸烟、禁食辛辣、油腻及海腥发物。

☆ 注意气候变化，防寒保暖。

三、哮喘

什么是哮喘

哮喘是指以呼吸急促，喉间哮鸣，甚至张口抬肩，不能平卧为主症的一种反复发作性疾病。常具有以下特点：咳——反复咳嗽，话说多了咳，活动多了咳，白天咳，晚上咳，咳得让人窒息；痰——痰黏，有痰咳不出来，白色黏稠泡沫痰，咳不出咽不下；喘——呼吸困难，胸闷气短，心悸心慌，稍微一动就喘，嗓子里就像有棉花，一走路就喘得不行；反复——哮喘年年治，年年犯，反反复复，天天吃药、打针，甚至住院医治后不久又犯，什么时候才能好呢？

西医学认为，哮喘常见于支气管哮喘、慢性喘息性支气管炎、左心衰引起的喘息样呼吸困难（心源性哮喘）等。哮喘一年四季均可发病，尤其在寒冷季节，气候急剧变化，饮食不当，情志不调以及劳累时诱发，常在夜间及清晨发作或加重，伴干咳或咯大量白色泡沫痰，甚至出现发绀，多有家族史或过敏史。

🦟 什么原因会导致哮喘

☆ 感受外邪，吸入花粉、烟尘等可引发哮喘。

☆ 饮食不当，脾胃消化功能不佳，酿生痰液。

☆ 每当气候突变，情志失调，过分劳累，食入海鲜发物等均可引动体内形成已久的痰液，痰液阻滞气机，堵塞气道，而发哮喘。

🦟 艾灸在哮喘中的应用

艾灸能够通过人体穴位对局部进行温热刺激，尤其是艾叶本身就具有温经散寒的功效，而燃烧的艾叶能够释出艾叶油的成分，帮助松弛支气管平滑肌，从而起到止咳平喘的功效。那么，什么样的哮喘适合艾灸呢？

✪ 可选用艾灸

• 发病前有鼻痒、咽痒、喷嚏、咳嗽等，痰白多泡沫，口不渴或喜欢热饮，怕冷，受寒容易发作，面色发青，肢体发凉，舌淡、苔白或白滑，脉浮紧或弦紧，为风寒束肺。

• 喘息声音低，喉咙中时有轻度哮鸣音，痰量多、颜色白、质地稀，不运动也容易出汗，怕风，疲倦乏力，食欲不好，大便不成形，舌淡、苔白，脉细弱，为肺脾气虚。

• 喘息声音急促，活动后加重，痰质地黏、有泡沫，脑鸣耳鸣，腰膝酸软，手足心热，口干，双颧红或面色苍白，怕冷，肢体发凉，舌红、苔少，脉细数或舌胖苔白，脉沉细，为肺肾两虚。

✪ 不宜艾灸

• 喘息急促气粗，咳痰黄稠，心烦胸闷，口干口渴，伴发热怕风，为风热犯肺。

• 喘息急促，胸闷，喉咙有哮鸣音，痰色黄、质地稠，感觉痰不好咳出，或有发热口渴，食欲差，便秘，为痰热壅肺。

艾灸治疗

» 常用穴位

定喘穴、肺俞穴、膻中穴。

» 穴位定位

定喘穴：在背部，第7颈椎棘突下，旁开0.5寸。

肺俞穴：在背部，第3胸椎棘突下，旁开1.5寸。

膻中穴：在胸部，前正中线上，平第4肋间，两乳头连线的中点。

» 穴位功效

肺俞穴、定喘穴有定喘之功，定喘穴为治疗喘证之奇穴，膻中穴为气之会穴，可顺气平喘。

» 操作方法

艾条悬灸，每穴灸5~10分钟，总体施灸时间30分钟左右，开始施灸要循序渐进，以自己适应为度。每天1次，7天为1个疗程。建议温和灸为主，急躁是艾灸的大忌。

» 其他穴位

风寒束肺可加灸风池穴、风门穴，有祛风平喘的功效；肺脾气虚可加灸膏肓穴、脾俞穴，有补益脾肺的功效；肺肾两虚加灸气海穴、太溪穴，有补益肺肾平喘的功效。

风池穴：在项部，当枕骨下，与风府穴相平，胸锁乳突肌与斜方肌上端之间的凹陷处。

风门穴：在背部，当第2胸椎棘突下，旁开1.5寸。

膏肓穴：在背部，当第4胸椎棘突下，旁开3寸。

脾俞穴：在背部，第11胸椎棘突下，旁开1.5寸。

气海穴：在下腹部，前正中线上，当脐中下1.5寸。

太溪穴：在足内侧，内踝后方，内踝尖与跟腱之间的凹陷处。

温馨提示

☆ 平时积极锻炼身体，增强体质，提高抗病能力。

☆ 气候变化时注意保暖。

☆ 过敏体质者，注意避免接触过敏原及进食易过敏的食物。

☆ 对于哮喘发作严重或持续状态，应立即配合药物迅速缓解症状，或前往医院治疗。

四、心悸

什么是心悸

在我们剧烈运动、情绪不稳、精神高度紧张或兴奋时会感到心慌，这正常吗？而有时自己摸摸脉搏，又觉得怦怦怦跳个不停，跳几下停一下是怎么回事？这些可能都是心悸的表现。心悸是指患者自觉心中悸动，惊惕不安，甚至不能自主的一种病证。一般多呈发作性，每当情志波动或劳累过度时发作，常伴有胸闷、气短、失眠、健忘、眩晕、耳鸣等。心悸有惊悸、怔忡之分。前者常由外来刺激所引起，起病迅速，时作时止，全身情况较好；后者常由心或其他脏腑病变所引起，起病缓慢，发作无时，全身情况较差。

心悸是一个常见的症状，一般认为与心脏活动过度有关。从西医学上来讲，心悸可见于各种心律失常、冠心病等心脏病变，以及贫血、低钾血症、心脏神经症等。心悸最常见于心律失常，主要为心脏搏动的频率、节律、起源部位、传导速度、激动次序的异常。

什么原因会导致心悸

健康人在情绪波动、精神紧张、受到惊吓、体育锻炼、重体力劳动、大量吸烟、过量饮酒、喝浓茶时常可发生心悸。生活中都有哪些常见病理因素容易诱发心悸呢？

☆ 人体气血不足，心失所养，因而邪气侵袭，则发心悸。

☆ 肾阴不足，心肾两脏之间功能的动态平衡失调，故心胸躁动，出现怔忡。

☆ 久病体虚，阳气虚弱，不能温养心脉。

☆ 忧思过度，劳伤心脾，生化无力，渐至气血亏虚，心失所养；或心脾气机郁结，气结津聚为痰，痰郁化火，上扰心则致心悸。

☆ 心气、胆气不足，胆子小的人，受到惊吓，则发心悸。

☆ 感受外邪或时行病毒，病邪扰心，心失去正常功能而发生惊悸。

☆ 由痹证发展而来，风寒湿邪侵犯心，阻滞心脉，引发心悸。

艾灸在心悸中的应用

常言说，养心比养生更重要。艾灸不但可以养心，更能治心。艾灸可以打通心经、心包经，扶助阳气，固护根本。

❂ 可选用艾灸

• 心悸，容易受惊吓，感到害怕，睡眠差，做梦多，舌苔薄白，脉动数或虚弦，为心虚胆怯。

• 心悸，劳累后易引发，休息后减轻，气短，不运动也容易出汗，疲倦，头晕，脸色没有光泽，舌质淡红，脉细弱，为气血不足。

• 心悸，稍微活动就喘息明显，面色苍白，怕冷，肢体冰凉，舌质淡或淡紫，苔白，脉沉细无力，为心阳虚弱。

• 心悸，胸闷，偶尔感觉胸痛，唇色偏紫，舌质紫或有瘀点，脉涩或结代，为心血瘀阻。

❂ 不宜艾灸

• 心悸，思虑劳累加重，心烦，睡眠不好，头晕，手足心热，腰膝酸软，耳鸣，为阴虚火旺。

• 心悸偶尔发生，受惊易发作，胸闷，痰多、稠黏，头昏，烦躁，失眠，口干口苦，为痰火扰心。

• 心悸心慌，胸闷，左胸部或胸骨柄后隐痛，身热，或怕风怕寒，咽喉痛，四肢肌肉酸痛，乏力，心烦，或咳嗽咳痰，为风热扰心。

艾灸治疗

» 常用穴位

膻中穴、心俞穴、厥阴俞穴、内关穴、神门穴。

» 穴位定位

膻中穴：在胸部，前正中线上，平第四肋间，两乳头连线的中点。

心俞穴：在背部，第5胸椎棘突下，旁开1.5寸。

厥阴俞穴：在背部，第4胸椎棘突下，旁开1.5寸。

内关穴：在前臂掌侧，曲泽穴与大陵穴的连线上，腕横纹上2寸，掌长肌腱与桡侧腕屈肌腱之间。

神门穴：在腕部，腕掌侧横纹尺侧端，尺侧腕屈肌腱的桡侧凹陷处。

» 穴位功效

心包经络穴内关穴，可疏调心气；心经原穴神门穴，可安神；心俞穴为心之背俞穴，厥阴俞穴和膻中穴为心包的俞、募配穴，可定惊悸。

» 操作方法

温和灸：先取合适的体位，施术者立于患者身侧，将艾条的一端点燃，对准应灸的腧穴部位，距离皮肤2~3cm，进行熏烤，使患者局部有温热感而无灼痛为宜。每穴灸15~20分钟，灸后患者感觉舒适，局部皮肤潮红为度。每天灸1次，10天为1个疗程。一般连续灸治2个疗程。

» 其他穴位

心虚胆怯时可加灸神道穴、胆俞穴，有镇静安神的功效；心脾两虚时加灸脾俞穴、鸠尾穴，有补益心脾的功效；心阳虚弱时可加灸督俞穴、神道穴，有温阳益气的功效；心血瘀阻时可加灸通里穴、膈俞穴，有活血化瘀的功效。

神道穴：在人体背部，当后正中线上，第5胸椎棘突下凹陷中。

胆俞穴：在背部，第10胸椎棘突下，旁开1.5寸。

脾俞穴：在背部，当第11胸椎棘突下，旁开1.5寸。

鸠尾穴：在上腹部，前正中线上，当胸剑结合部下1寸。

督俞穴：在背部，第6胸椎棘突下，旁开1.5寸。

通里穴：在前臂掌侧，当尺侧腕屈肌腱的桡侧缘，腕横纹上1寸。

膈俞穴：在背部，第7胸椎棘突下，旁开1.5寸。

温馨提示

☆ 因为艾灸时不能吹风，艾灸前请关小门窗，房间内不可通风、不可开空调，夏天同样要注意。

☆ 艾灸时不可过饱或过饥，饭后1小时后才可艾灸。

☆ 脉搏每分钟超过90次禁灸；过饥、过饱、酒醉禁灸；孕妇的腹部和腰骶部禁灸；身体发炎部位禁灸。

☆ 大悲、大喜、大怒不可以艾灸，要保持心情平静舒缓。

☆ 艾灸中如果穴位表面出现湿气，是体内寒气通过穴位排出的表现，体内寒气较重，艾灸发挥作用。

☆ 艾灸后半小时内不要用冷水洗手或洗澡，一般情况下，洗好澡后再艾灸。因艾灸完毕，全身毛孔打开，易受寒凉。

☆ 艾灸后要喝较平常量更多的温开水，绝对不可喝冷水或冰水，夏天同样注意。

☆ 病情加重出现心衰倾向时，应及时采取综合措施，以免延误病情。

五、失眠

❁ 什么是失眠

睡眠非常重要，如果说食物是肉体的营养，那么睡眠则是精神的营养。现代社会人们工作学习压力大，再加上不良的生活习惯，晚上常常有失眠、睡不好觉、容易惊醒、身体乏力等情况，看着不是什么大病，但是长期下去会严重影响人们的身体健康。中医称失眠为"不寐""不得卧""不得眠""目不瞑"，是指经常不能获得正常睡眠为特征的一种病证。病情轻重不一，轻者入睡困难，或寐而易醒，时寐时醒，甚至醒后不能再睡；重者彻夜不眠。

西医学认为，失眠指无法入睡或无法保持睡眠状态，导致睡眠不足。又称入睡和维持睡眠障碍。失眠每周至少发生3次，并持续一月以上。正常人对睡眠的需求因年龄、个体差异而不同。新生婴儿每天平均睡眠16小时，儿童一般为10小时，成人为6~8小时，老人则睡眠明显减少。西医学的神经症、心脏神经症、围绝经期综合征以及贫血、动脉硬化等都可表现为失眠。

❁ 什么原因会导致失眠

睡眠良好是一个人身心健康的主要标志，也是一个人精神状态的直接体现。老话有云"胃不和则卧不安""日有所思，夜有所梦"，那么，都有哪些因素容易导致失眠呢？

☆ 思虑忧愁，操劳太过，使气血虚弱，心神失养而失眠。

☆ 房劳伤肾，肾阴受损，阴虚火旺，心肾功能不协调而失眠。

☆ 久食肥甘，脾胃不和，生痰化热，痰热上扰心神而失眠。

☆ 抑郁恼怒，肝火上扰，心神不宁或脑之元神受扰而失眠。

❁ 艾灸在失眠中的应用

常言道："居家常备艾，老少无疾患。"说明居家备艾对维护身体健康大有裨益。常用艾熏蒸卧室，可有效地预防失眠的发生。那么什么样的失眠适合艾灸治疗呢？

✪ 可选用艾灸

• 多眠易醒，醒后难以继续入睡，心悸健忘，干活提不起劲，四肢倦怠，吃饭不香，面色萎黄，口淡无味，腹胀便稀软，舌质淡、苔白，脉细弱，为心脾两虚。

• 心悸胆怯，不易入睡，寐后易醒，遇事容易受到惊吓，平常就容易累，经常出汗，乏力，舌质淡、苔白，脉弦细，为心胆气虚。

• 夜难入寐，甚则彻夜不眠，心中烦乱，头晕耳鸣，睡觉时觉得身上热热的，晚上出汗，健忘，舌尖红、少苔，脉细，为心肾不交。

• 失眠日久，面色青黄，或面部色斑，胸痛、头痛日久不愈，痛如针刺而有定处，唇暗或两目暗黑，舌质暗红、有瘀点，脉涩或弦紧，为瘀血内阻。

• 睡不踏实，胃脘不适，打嗝时返酸臭味，反酸水，腹胀，大便不爽，苔黄腻，脉沉滑，为胃气不和。

以上情况，我们可以运用艾灸补益心脾、养心安神、安神定志、滋阴清心安神、活血化瘀安神、消食化滞、和胃安神的功效来治疗失眠。

✪ 不宜艾灸

• 不寐，心烦，口干、口燥，口舌长疮，小便短赤，舌尖红、苔薄黄，脉数有力，为心火亢盛。

• 不寐，平素急躁易怒，多梦易惊醒，伴头晕、头胀，目赤口苦，便秘，尿赤，舌红、苔黄，脉弦数，为肝郁化火。

• 不寐，头痛如裹衣物，痰多，上腹胀闷，吞酸恶心，心烦口苦，眼花，舌质红、苔黄腻，脉滑数，为痰热内扰。

艾灸治疗

» **常用穴位**
百会穴、四神聪穴、安眠穴、神门穴、照海穴。

» **穴位定位**
百会穴：在头顶部，前发际正中直上5寸。

四神聪穴：在头顶部，当百会穴前后左右各1寸，共4个穴位。

安眠穴：在翳风与风池两穴连线之中点。

神门穴：在腕部，腕掌侧横纹尺侧端，尺侧腕屈肌腱的桡侧凹陷处。

照海穴：在足内侧，内踝尖下方凹陷处。

» **穴位功效**
失眠一症，主因阴阳失调，心脑不安宁。百会穴为督脉穴，督脉入络脑，配四神聪穴可调神安神，清利头目；心经原穴神门穴宁心安神；照海穴通于阴跷，补阴扶阳以调和阴阳；安眠穴安神利眠，为治疗失眠的要穴。

» 操作方法

每次选3~5个穴位，每穴灸10~15分钟，7天为1个疗程。睡前灸治效果较好。

» 其他穴位

心脾两虚时可加灸心俞穴、脾俞穴、三阴交穴，有补益心脾、养心安神的功效；心胆气虚时可加灸心俞穴、胆俞穴，有安神定志的功效；心肾不交时加灸太溪穴、心俞穴、肾俞穴，有滋阴清心安神的功效；瘀血内阻时可加灸肝俞穴、膈俞穴、血海穴，有活血化瘀安神的功效；胃气不和时可加灸足三里穴、中脘穴、内庭穴，有消食除积、和胃安神的功效。

烦躁、心情抑郁，可加灸太冲穴、阳陵泉穴，有行气解郁的功效；头晕、耳鸣、腰酸痛、口干少唾液、手足心热及盗汗等，可加灸三阴交穴，有滋阴降火的功效；容易生气、不思饮食、腹胀、消化不良，可加灸肝俞穴、脾俞穴，有调理肝脾的功效；心慌、记忆力减退、多梦、肢体乏力、消化不良、不思饮食，可加灸脾俞穴、三阴交穴，有健脾补心的功效。

心俞穴：在背部，第5胸椎棘突下，旁开1.5寸。

脾俞穴：在背部，第11胸椎棘突下，旁开1.5寸。

三阴交穴：在小腿内侧，足内踝尖上3寸，胫骨内侧缘后方。

胆俞穴：在背部，第10胸椎棘突下，旁开1.5寸。

太溪穴：在足内侧，内踝后方，内踝尖与跟腱之间的凹陷处。

肾俞穴：在腰部，第2腰椎棘突下，旁开1.5寸。

肝俞穴：在背部，第9胸椎棘突下，旁开1.5寸。

膈俞穴：在背部，第7胸椎棘突下，旁开1.5寸。

血海穴：屈膝，在大腿内侧，髌底内侧端上2寸，股四头肌腱内侧头的隆起处。

足三里穴：在小腿前外侧，当犊鼻穴下3寸，距胫骨前缘1横指（中指）。

中脘穴：在上腹部，前正中线上，脐中上4寸。

内庭穴：在足背，当第2、3趾间，趾蹼缘后方赤白肉际处。

太冲穴：在足背侧，当第1跖骨间隙的后方凹陷处。

阳陵泉穴：在小腿外侧，当腓骨头前下方凹陷处。

温馨提示

☆ 睡前不要喝浓茶、咖啡，忌烟酒等，养成良好的生活习惯，居住环境避免噪声。

☆ 艾灸治疗失眠有较好的疗效，但在治疗前应查明病因，如发热、咳喘、疼痛等其他疾病引起者，应同时治疗原发病。

☆ 因一时情绪紧张或环境吵闹、床榻不适等而引起失眠，不属于病理范畴，避开有关因素就可恢复睡眠。

☆ 老年人因睡眠时间逐渐缩短而容易醒，如无明显症状，则属于生理现象。

☆ 艾灸治疗失眠的时候，可能会出现返病现象和排病气的现象，具体表现为会出现头晕，出汗，大便恶臭，小便频数，耳鸣，身上起小疙瘩等。这些都是艾灸的反应，但是这些反应不一定在一个人的身上同时出现。

六、胸痹

什么是胸痹

很多人都有过这样的经历，经常会有一种说不出来的胸闷、胸痛的感觉，并且时轻时重，时短时长。有时感觉胸膛似乎被石头压住，甚至连呼吸都困难，这到底是怎么回事？又应该怎么办？不要轻视经常或者是偶尔的胸闷、胸痛，这可能是某些严重的心胸类疾病的前兆。胸痹是指以胸部闷痛，甚至胸痛连背，喘息不能平躺为主症的病证。轻者仅仅感觉胸闷得难以呼吸，呼吸不畅；重者心痛彻背，背痛彻心。

心血管疾病是现代社会严重威胁人类健康，引起死亡的主要疾病之一。近20年来，高血压和冠状动脉粥样硬化性心脏病（冠心病）给居民健康造成严重威胁并带来沉重经济负担。从西医学上来讲，冠心病、心肌梗死、心包炎、病毒性心肌炎、肺源性心脏病、慢性阻塞性肺气肿等均可见到胸痹的表现。而胸痹主要见于冠心病心绞痛者，本症患者男性多于女性，多数年龄在40岁以上。

什么原因会导致胸痹

为什么有的人近日工作劳累、家务做多了就会出现胸口闷、胸痛呢？为什么有的人吵完一架，立即感觉胸口上不来气、疼痛不止呢？生活中都有哪些常见因素容易诱发胸痹呢？

☆ 肾阳虚衰，心脉失于肾阳的温暖或肾气的推动，血脉运行不畅则发心痹。

☆ 肾阴亏虚则不能滋养心阴，阴血不足，血脉缺少心阴濡养发为胸痹。

☆ 阳虚之体，胸阳力弱，阴寒之邪乘虚内侵，胸阳不能伸展，气血受寒邪阻滞而运行不畅，导致心脉痹阻而发胸痹。

☆ 过食高热量食物，脾胃受损，生湿生痰，上犯心胸，阻塞心脉而成胸痹。

☆ 郁怒伤肝，忧思伤脾，肝失疏泄，气机不畅，脾失健运，痰浊内生。气滞或痰阻均可使血行不畅，心脉痹阻而成胸痹。

☆ 劳倦伤脾，气血产生不足，心失所养；或久病不愈，房劳伤肾，进而损及心之阴阳等引起胸痹。

哪些胸痹适合艾灸

艾灸是以经络学说为原理，通过温热和艾草的作用，激发经络之气，调整脏腑功能，起到调节人体阴阳平衡、防治疾病的目的。在使用艾灸进行灸疗时，艾草燃烧产生的热量，刺激相关穴位，使局部皮肤汗孔开放，药物成分渗透达相应穴位内，起到温通经络、祛风散寒、活血化瘀、消肿止痛、改善周围组织血液循环等作用。那么，什么样的胸痹适合艾灸呢？

❂ 可选用艾灸

• 卒然心痛如绞，身体寒冷，甚至手足寒凉，冷汗自出，心悸气短，或心痛彻背，背痛彻心，多因气候骤冷或骤遇风寒而发病或加重，苔薄白，脉沉紧或沉迟，为阴寒凝滞。

• 心胸憋闷而痛，形体肥胖，肢体困重，痰多气短，遇阴雨天而易发作或加重，伴有倦怠乏力，纳呆便溏，口黏，恶心，咯吐痰涎，苔白腻或白滑，脉滑，为痰浊闭阻。

• 心胸疼痛剧烈，如刺如绞，痛有定处，甚则心痛彻背，背痛彻心，或痛引肩背，常伴有胸闷经久不愈，可因发火而症状加重，舌质暗红，或紫暗，多见瘀斑，舌下可见络脉迂曲，苔薄，脉弦涩或结、代、促，为血瘀气滞。

• 胸闷气短，甚至胸痛连及后背，心悸，汗出，怕冷，四肢发凉，腰酸，乏力，面色苍白，嘴唇、指甲淡白或青紫，舌淡白或紫暗，脉沉细或沉微欲绝，为阳气虚衰。

以上情况，我们可以运用艾灸辛温通阳、开痹散寒，通阳泄浊、豁痰开结，活血化瘀、行气通络，益气温阳、活血通络的功效来治疗胸痹。

✪ 不宜艾灸

• 胸闷且痛，心悸盗汗，心烦不寐，腰酸膝软，耳鸣，头晕，为心肾阴虚。

• 胸闷隐痛，时作时止，心悸气短，倦怠懒言，面无血色，失眠，口干舌燥，头晕目眩，遇劳则甚，为气阴两虚。

艾灸治疗

» 常用穴位

膻中穴、巨阙穴、内关穴、阴郄穴。

» 穴位定位

膻中穴：在胸部，前正中线上，平第4肋间，两乳头连线的中点。

巨阙穴：在上腹部，前正中线上，当脐中上6寸。

内关穴：在前臂掌侧，曲泽穴与大陵穴的连线上，腕横纹上2寸，掌长肌腱与桡侧腕屈肌腱之间。

阴郄穴：在前臂掌侧，当尺侧腕屈肌腱的桡侧缘，腕横纹上0.5寸。

» 穴位功效

内关穴为心包经络穴及八脉交会穴之一，可调理心气，活血通脉，为治疗胸痹的特效穴；阴郄穴为心经郄穴，可养心止痛；膻中穴、巨阙穴分别为心包、心之募穴，可调理心气，活血通脉止痛；气会膻中，可疏调气机，治疗心胸疾患。

» 操作方法

患者取平卧位，充分暴露穴位。点燃艾条后，先灸一侧内关穴，灸火距皮肤半寸或1寸，采用温和悬灸法，使局部有温热感，而无灼痛为宜；施灸15~20分钟，以局部皮肤呈红晕为度。然后同法灸另一侧内关穴及其他穴位。每天灸1次，10天为1个疗程，疗程间休息1天。连续治疗5~10个疗程。治疗期间停用中西药物。但在心绞痛发作时可服硝酸甘油片。膻中穴和巨阙穴也可艾灸盒灸。

» 其他穴位

阳虚寒凝时可加灸关元穴、命门穴，有温阳散寒的功效；痰浊内阻时可加灸丰隆穴、阴陵泉穴，有排痰泄浊的功效；心血瘀阻时可加灸膈俞穴、心俞穴，有活血化瘀的功效；气滞心胸时加灸鸠尾穴、太冲穴，有理气宽胸的功效。

关元穴：在下腹部，前正中线上，脐中下3寸。

命门穴：在腰部，后正中线上，第2腰椎棘突下凹陷中。

丰隆穴：在小腿前外侧，当外踝尖上8寸，条口穴外，距胫骨前缘2横指（中指）。

阴陵泉穴：在小腿内侧，当胫骨内侧髁后下方凹陷处。

膈俞穴：在背部，第7胸椎棘突下，旁开1.5寸。

心俞穴：位于背部，当第5胸椎棘突下，旁开1.5寸。

鸠尾穴：在上腹部，前正中线上，当胸剑结合部下1寸。

太冲穴：在足背侧，当第1、2跖骨间隙的后方凹陷处。

温馨提示

☆ 应尽量避免诱发因素，注意休息，低盐、低脂饮食，保持心情愉快，勿过度劳累。

☆ 冠心病心绞痛患者，应配合抗凝及降脂治疗，以稳定斑块，降低心绞痛及心肌梗死的发病率。

☆ 艾灸治疗胸痹时在缓解症状方面有较好的疗效。

☆ 艾灸治疗时，如出现胸痛剧烈、汗出肢冷、口唇发绀等严重症状，应立即采取综合抢救措施，抢救患者生命。

腹部疾病

一、呃逆

什么是呃逆

生活中人们常常因为吃饭急或吃饭时说话吞入了较多的空气，而出现打嗝的现象。打嗝是身体的保护反应。大部分的打嗝都是偶发事件，如果经常打嗝的话，则有可能是某些疾病引起的。如果经常出现嗳气、打嗝的现象，甚至不吃饭都会不自觉地打嗝，就有可能提示胃部感染了幽门杆菌。而如果持续性的打嗝不止，可能是一种病，叫作呃逆症。呃逆是以胃中之气上冲喉间，呃呃连声，声短而频，不能自制为特征，古称"哕"，又称"哕逆"，俗称打嗝。

呃逆也是一个生理上常见的现象。西医学认为，呃逆是因为膈肌不由自主地收缩（痉挛），空气被迅速吸进肺内，两条声带之中的裂隙骤然收窄，因而引起奇怪的声响，称为膈肌痉挛，膈肌局部、膈神经或迷走神经受刺激皆可引起，亦可单独发生。呃逆分为器质性与非器质性两类，器质性又包括中枢性和周围性呃逆。艾灸治疗非器质性呃逆效果好，对器质性病变引起的呃逆也有一定的疗效，但应同时积极治疗原发病。

什么原因会导致呃逆

为什么健康的人也可发生呃逆？有时是一过性的，有时是偶发事件，有时却经常打嗝呢？生活中哪些常见因素让人打嗝不止呢？

引起呃逆的原因主要有饮食不节，特别是饮食过快、过饱，摄入很热或很冷的食物、酒、碳酸饮料等，情志不和，正气亏虚等。

☆ 过食生冷或寒凉药物，或胃部受寒，胃阳受限，气失和降，胃中寒气循肺上逆动膈，上冲喉咙，可致呃逆。

☆ 愤怒、哀伤、抑郁、焦虑、忧思、生闷气等致气机不利，肝气上冲肺胃，冲喉动膈，而致呃逆。

☆ 长期久病、大病卧床，或久吐、久泻太过，体内缺水，脾气虚弱，胃气不降，上逆动膈而致呃逆。

艾灸在呃逆中的应用

艾灸是运用艾绒或其他药物在体表的穴位上烧灼、温熨，借灸火的热力以及药物的作用，通过经络的传导，以起到温通气血、扶正祛邪、防治疾病的一种疗法。它虽然略有烧灼皮肤之痛，但不像针刺那样进入体内，所以人们乐于接受，是很容易推广的一种治病方法。那么，什么样的呃逆适合艾灸呢？

❂ 可选用艾灸

• 呃声沉缓有力，胸膈及胃脘不舒，遇热减轻，遇寒加重，口淡不渴，食少，舌苔白润，脉迟缓，为胃中寒冷。

• 呃逆连声，常因情绪不佳而诱发或加重，伴胸闷纳减，脘胁胀闷，肠鸣排气，苔薄白，脉弦，为气机郁滞。

• 呃声低缓无力，有气无力，面色㿠白，手足发凉，食少困倦，泛吐清水，脘腹不舒，喜温喜按，乏力，大便溏薄，舌淡、苔白，脉沉细弱为脾胃阳虚。

● 呃声短促而不连续，口干舌燥，烦躁不安，不思饮食，或食后饱胀，大便干结，舌红而干或有裂纹，脉细数，为胃阴不足。

以上情况，我们可以运用艾灸温中祛寒、顺气解郁、温补脾胃、生津养胃、和中降逆止呕的功效来治疗呃逆。

✪ 不宜艾灸

呃声洪亮，口臭烦渴，喜冷饮，小便短赤，大便秘结，舌苔黄，脉滑数，为胃火上逆。

🐝 艾灸治疗

» 常用穴位

膈俞穴、膻中穴、中脘穴、内关穴、足三里穴、天突穴。

» 穴位定位

膈俞穴：在背部，当第7胸椎棘突下，旁开1.5寸。

膻中穴，在胸部，前正中线上，平第4肋间隙两乳头连线的中点。

中脘穴：在上腹部，前正中线上，当脐中上4寸。

内关穴：在前臂正中，腕横纹上2寸，桡侧屈腕肌腱和掌长肌腱之间。

足三里穴：在小腿前外侧，当犊鼻穴下3寸，距胫骨前缘1横指（中指）。

天突穴：在颈部，前正中线上，胸骨上窝中央。

» 穴位功效

本病病位在膈，不论何种呃逆，均可用膈俞穴利膈止呃；膻中穴位置近膈，气会膻中，可理气降逆，气调则呃止；内关穴为手厥阴心包经络穴，通阴维脉，可宽胸利膈，畅通气机，为降逆的重要穴位；中脘穴、足三里穴和胃降逆止呃；天突穴降气利膈止呃要穴。

» 操作方法

背部为阳，腹部为阴，上肢为阳，下肢为阴。先艾条悬灸或艾灸盒随身灸膈俞穴，后灸中脘穴、膻中穴、天突穴；先灸内关穴，再灸足三里穴。每天可选3~5个穴位，每穴灸10~15分钟，总体时间不超过40分钟，每天灸1次，10天为1个疗程。

» 其他穴位

胃寒积滞时可加胃俞穴、建里穴，有温胃散寒、消积导滞的功效；肝气郁滞时加期门穴、太冲穴，有顺气解郁、降逆止呃的功效；脾胃阳虚时可加脾俞穴、命门穴，有温补脾胃，和胃降逆的功效；胃阴不足时可加胃俞穴、三阴交穴，有生津养胃、降逆止呃的功效。

胃俞穴：在脊柱区，第12胸椎棘突下，后正中线旁开1.5寸。

建里穴：在上腹部，前正中线上，在脐中上3寸。

期门穴：在胸部，当乳头直下，第6肋间隙，前正中线旁开4寸。

太冲穴：在足背侧，当第1跖骨间隙的后方凹陷处。

脾俞穴：在背部，当第11胸椎棘突下，旁开1.5寸。

命门穴：在腰部，当后正中线上，第2腰椎棘突下凹陷中。

三阴交穴：在内踝尖直上3寸，胫骨后缘。

温馨提示

☆ 呃逆病位虽然在膈，但病因较为复杂，疗程差异很大，艾灸对于轻证或实证效果较好；年老体虚，慢性久呃者，可结合服用中药治疗；若在急慢性疾病严重阶段出现呃逆不止，多属胃气衰败，预后不良，必须中西医结合并采取急救措施。

☆ 外感风寒是膈肌痉挛发生的原因之一，故患者生活起居应注意防寒保暖，避免风寒之邪侵袭。

☆ 精神紧张会使全身肌肉和神经都处于紧张状态，不利于膈肌痉挛缓解，故患者应经常保持轻松愉快的心情。

二、恶心呕吐

什么是恶心呕吐

恶心和呕吐在日常生活中比较常见，因此每个人都看到或亲身经历过。恶心常为呕吐的前驱感觉，可单独出现，表现上腹部特殊不适感，常伴有头晕、流涎、脉缓、血压降低等迷走神经兴奋症状。呕吐是指胃中的食物、痰涎和水液等经口吐出，或仅有干呕恶心的一类病证。一般有物有声谓之呕，有物无声谓之吐，无物有声谓之干呕。

西医学认为，呕吐通常分反射性和中枢性两类。反射性呕吐主要见于消化系统疾病，如急性胃炎、幽门梗阻、肠梗阻、胃肠神经症、消化道肿瘤等，内脏炎症，如胆囊炎、胰腺炎，及眼、耳疾病；中枢性呕吐主要见于颅脑疾病、药物反应、中毒及神经性呕吐、妊娠呕吐等。

🐝 什么原因会导致恶心呕吐

☆ 风、寒、暑、湿之邪，以及秽浊之气，侵犯胃腑，以致胃失和降，水谷随胃气上逆，发生呕吐。

☆ 饮食过量，或过食生冷油腻及误进不洁食物，皆可伤胃滞脾，导致食滞内停，胃气壅阻，浊气上逆，而发呕吐。

☆ 饮食不节，饥饱无常，使脾胃受伤，失于运化，水谷不化生为气血，反生痰饮，停积胃中，当饮邪上逆之时，可发呕吐。

☆ 恼怒伤肝，肝气不疏，横逆犯胃，胃失和降，而出现呕吐。

☆ 脾胃素虚，或久病大病，或劳倦过度，耗伤脾胃之阴阳，导致脾虚失运，胃虚失和，而发呕吐。

🐝 艾灸在恶心呕吐中的应用

"天上太阳，地上艾草"，艾之火是纯阳之火，具有走三阴通十二经之功，灸火连续燃烧，可使艾火的纯阳温热之气由肌表透达体内，又因和脏腑相互联系，能使阳气通达脏腑。艾灸治疗呕吐效果良好，既有明显的止呕作用，又无不良反应，尤其对食入即吐，难以服药者艾灸可以发挥明显优势。那么，哪些类型的恶心呕吐可以艾灸治疗呢？

✪ 可选用艾灸

• 突然呕吐，可伴发热恶寒，头身疼痛，胸脘满闷，苔白腻，脉濡缓，为外邪犯胃。

• 呕吐酸腐，脘腹胀满，吐后缓解，打饱嗝并吃不下东西，大便臭秽或溏薄，舌苔垢腻，脉滑实，为饮食停滞。

• 呕吐吞酸，频繁打饱嗝，胃脘不适，胸胁胀痛，每遇情志刺激而病情加剧，苔薄，脉弦，为肝气犯胃。

• 呕吐痰涎清水，脘闷不食，头晕心悸，舌苔白腻，脉滑，为痰饮内阻。

• 饮食稍有不慎，极易呕吐，时作时止，面色㿠白，倦怠乏力，四肢不温，大便溏薄，舌质淡，脉濡弱，为脾胃虚寒。

• 呕吐量少，反复发作，或时有干呕，口干咽燥，饥不欲食，舌红少津，脉细数，为胃阴不足。

以上情况，我们可以运用艾灸疏邪化浊、消食导滞、疏肝和胃、温化痰饮、温中健脾、滋养胃阴、降逆止呕的功效来治疗恶心呕吐。

✪ 不宜艾灸

呕吐剧烈或伴头痛或伴腹痛而大便秘结者，则有可能为颅脑病变或肠梗阻所致，不宜艾灸。

🌿 艾灸治疗

» **常用穴位**

中脘穴、胃俞穴、内关穴、足三里穴。

» **穴位定位**

中脘穴：在上腹部，前正中线上，当脐中上4寸。

胃俞穴：在背部，当第12胸椎棘突下，旁开1.5寸。

内关穴：在前臂正中，腕横纹上2寸，桡侧屈腕肌腱和掌长肌腱之间。

足三里穴：在小腿前外侧，当犊鼻穴下3寸，距胫骨前缘1横指（中指）。

» **穴位功效**

内关穴为止呕要穴，可宽胸理气，和胃降逆。本病病位在胃，足三里穴为胃的下合穴，"合治内腑"配合胃的募穴——中脘穴，及背俞穴——胃俞穴，可通降胃气，共起和胃止呕之功。

» **操作方法**

先俯卧位，用艾灸盒或悬艾条灸胃俞穴，后仰卧位，灸中脘穴，再坐位灸内关穴、足三里穴。每穴灸10~15分钟，每天灸1次，7天为1个疗程。

» **其他穴位**

外邪犯胃可加灸外关穴、公孙穴，有排邪化浊、和中降逆的功效；饮食停滞可加灸梁门穴、天枢穴，有消食导滞、和胃降逆的功效；肝气犯胃可加灸太冲穴、期门穴，有疏肝和胃、降逆止呕的功效；痰饮内停可加灸丰隆穴、阴陵泉穴，有温化痰饮、和胃降逆的功效；脾胃虚寒可加灸脾俞穴、神阙穴，有温中健脾、和胃降逆的功效；胃阴不足加灸关元穴、三阴交穴，有滋养胃阴、降逆止呕的功效。

外关穴：在阳池穴与肘尖穴的连线上，腕背横纹上2寸，尺骨与桡骨之间。

公孙穴：在足内侧缘，第1跖骨基底部的前下方，赤白肉际处。

梁门穴：在脐中上4寸，前正中线旁开2寸。

天枢穴：在腹中部，脐中旁开2寸。

太冲穴：在足背侧，当第1跖骨间隙的后方凹陷处。

期门穴：在胸部，当乳头直下，第6肋间隙，前正中线旁开4寸。

丰隆穴：在人体的小腿前外侧，外踝尖上8寸，条口穴外1寸，距胫骨前缘2横指（中指）。

阴陵泉穴：位于小腿内侧，当胫骨内侧髁后下方凹陷处。

脾俞穴：在背部，第11胸椎棘突下，旁开1.5寸。

神阙穴：在脐窝正中。

关元穴：位于下腹部，前正中线上，当脐下3寸。

三阴交穴：在内踝尖直上3寸，胫骨后缘。

温馨提示

☆ 调畅情志，避免精神刺激，保持心情愉快。

☆ 注意饮食卫生，不可暴饮暴食，忌食生冷、酸腐不洁食物及肥甘厚腻、辛辣、香燥、烟酒之品。

☆ 因药物反应、妊娠、术后引起的呕吐可参照本节治疗。

☆ 上消化道严重梗阻、癌肿引起的呕吐以及脑源性呕吐，艾灸可进行对症处理，但还应重视原发病的治疗。

三、胃痛

什么是胃痛

不少人会把"我最近肚子不舒服，常胃痛"或"我不能吃这个，吃了会胃痛"挂在嘴边，可是肚子不舒服就是胃痛吗？临床上，"胃痛"一词也常会误导医生与患者本人。胃痛是以上腹胃脘部近心窝处疼痛为主的病证，又称胃脘痛，古人统称"心痛""心下痛"，但与"真心痛"有显著区别。胃痛不见得是"胃"这个器官有毛病，除上腹部不适外，还可能伴随其他症状，如打嗝、胀气、恶心、呕吐、腹泻、胸闷等，这些症状是用来判断疾病的重要表象，如果患者将焦点集中在"胃"上，可能会延误到其他潜在性疾病的诊断。

胃痛的发病特点是：以中青年居多，多有反复发作病史，发病前多有明显的诱因，如天气变化，恼怒，劳累，暴饮暴食，饥饿，饮食生冷、干硬、辛辣，吸烟，饮酒，服用有损脾胃的药物等。胃痛作为一种症状可见于多种西医学疾病，如急、慢性胃炎，胃、十二指肠溃疡病，胃神经官能症、胃黏膜脱垂、胃下垂、胰腺炎、胆囊炎及胆石症等病。

🐝 什么原因会导致胃痛

胃痛发生的常见原因有寒邪客胃、饮食伤胃、肝气犯胃和脾胃虚弱等。

☆ 胃主受纳腐熟水谷，胃部受寒，胃络收缩，气血不通，不通则痛，而致胃痛。

☆ 暴饮暴食，宿食停滞；过食生冷，寒积胃脘；恣食油腻辛辣之品，湿热中阻；饥饱失常，脾失健运，可损及脾胃，脾胃气机不和，而致胃痛。

☆ 抑郁恼怒，情绪不佳，致肝气犯胃，气机阻滞，而成胃痛。

☆ 禀赋不足，或久病脾胃受损，或劳倦过度，均可导致脾胃虚弱，或为中焦虚寒，胃失温养，或胃阴不足，胃失濡养，而致胃痛。

☆ 气郁日久，瘀血内结，气滞血瘀，阻碍脾胃气机，而致胃痛。

总之，胃痛发生的病机分为虚实两端，实证为气机阻滞，不通则痛；虚证为胃腑失于温煦或濡养，不荣则痛。

🐝 艾灸在胃痛中的应用

中医艾灸足三里穴能够使胃痉挛趋于迟缓，胃蠕动强者趋于减弱；又能使胃蠕动弱者立即增强，胃不蠕动者开始蠕动。因此，以胃脘疼痛为主者，艾灸止痛效果立竿见影。那么，是不是所有类型的胃痛都适合艾灸治疗呢?

✪ 可选用艾灸

• 胃痛暴作，痛势较剧，痛处拒按，饥时痛减，进食后痛增，兼恶寒喜暖，得温痛减，遇寒加重，口不渴，或喜热饮，舌淡、苔薄白，脉弦紧，为寒邪客胃。

• 胃脘胀满疼痛，打嗝返食物腐烂的味道，反酸水，或呕吐不消化食物，吐后或排气后痛减，大便不爽，苔厚腻，脉滑实，为饮食停滞。

• 胃脘部疼痛隐隐，痛处喜按，空腹痛甚，进食后痛减，兼泛吐清水，脘腹喜暖，感觉乏力，手足不温，大便溏薄，舌淡、苔白，脉虚弱或迟缓，为脾胃虚寒。

以上情况，我们可以运用艾灸温经散寒止痛，消积化食、行气止痛的功效来治疗胃痛。

✪ 不宜艾灸

• 胃脘灼热隐痛，似饥而不欲食，口燥咽干，大便干结，为胃阴亏耗。

- 胃脘灼痛，烦躁易怒，反酸，感觉胃中不安静，口干口苦，为肝胃郁热。
- 胃脘疼痛有灼热感，胃中不适感，吃不了多少食物，想吐，口干、口苦，口渴却不想饮水，感觉身体沉重，为湿热中阻。

艾灸治疗

» 常用穴位

中脘穴、内关穴、足三里穴。

» 穴位定位

中脘穴：在上腹部，前正中线上，当脐中上4寸。

内关穴：在前臂正中，腕横纹上2寸，桡侧屈腕肌腱和掌长肌腱之间。

足三里穴：在小腿前外侧，当犊鼻穴下3寸，距胫骨前缘1横指（中指）。

» 穴位功效：

本病病位在胃，局部近取胃的募穴——中脘穴，循经远取胃的下合穴——足三里穴，"合治内腑"，远近相配，疏调胃腑气机，和胃止痛。内关穴可宽胸解郁，行气止痛。

» 操作方法

先仰卧位，温和灸或艾灸盒灸中脘穴，然后坐位灸内关穴、足三里穴。每穴灸10~15分钟，每天灸1次，7天为1个疗程。

» 其他穴位

寒邪犯胃时可加灸胃俞穴、神阙穴，有温胃散寒、行气止痛的功效；饮食停滞时可加灸梁门穴、建里穴，有消食导滞、和胃止痛的功效；脾胃虚寒时可加灸气海穴、脾俞穴、胃俞穴，有温中健脾、和胃止痛的功效。

胃俞穴：在脊柱区，第12胸椎棘突下，后正中线旁开1.5寸。

神阙穴：在脐窝正中。

梁门穴：在上腹部，当脐中上4寸，前正中线旁开2寸。

建里穴：在上腹部，前正中线上，在脐中上3寸。

气海穴：在下腹部正中线上，当脐下1.5寸处。

脾俞穴：在背部，当第11胸椎棘突下，旁开1.5寸。

🐝 注意事项

☆ 心与胃的位置很近，胃痛可影响及心，表现为连胸疼痛；心痛亦常涉及心下，出现胃痛的表现，故应高度警惕，防止胃痛与心痛，尤其是防止胃痛与真心痛之间发生混淆。

☆ 胃痛多发生于青壮年，疼痛部位在上腹胃脘部，其位置相对较低，疼痛性质多为胀痛、隐痛，痛势一般不剧烈，其痛与饮食关系密切，常伴有吞酸、嗳气、恶心呕吐等胃肠病症状，纤维胃镜及病理组织学等胃的检查异常。心痛多发生于老年，其痛在胸膺部或左前胸，其位置相对较高，疼痛性质多为刺痛、绞痛，有时剧痛，且痛引肩背，痛势较急，饮食方面一般只与饮酒饱食关系密切，常伴有心悸、短气、汗出、脉结代等心脏病症状，心电图等心脏检查异常。

🐝 温馨提示

☆ 灸疗期间忌食辛辣、生冷刺激之物。

☆ 胃溃疡出血、穿孔、胃癌等重症，应及时采取急救措施或外科治疗。

☆ 一定要护住刚灸完的位置，刚灸完的地方会很热，毛孔处于打开状态，不要吹冷风，碰冷水。如果不注意保暖的话，寒气就很容易进入到体内，这样反而达不到治疗的目的。

☆ 将艾条点燃，与施灸穴位的皮肤保持2~3cm，过程中有温热感，无灼痛。每个穴位灸10~15分钟，可以在穴位周围移动艾条，扩大施灸面积。每穴应保证施灸10分钟以上，依次施灸，每天1次。艾灸有顺序：先灸腰背部穴位再灸胸腹部穴位、先灸头部后灸四肢、先灸上部后灸下部。

☆ 温灸半小时内不要用冷水洗手或洗澡。

☆ 温灸后要喝较平常多量的温开水。

☆ 饭后1小时内不宜艾灸；对艾叶有过敏者慎用灸法。

☆ 艾灸适宜虚证和寒证，如虚弱怕冷、关节冷痛、寒咳哮喘、风寒感冒等；不适合实证和热证患者，如上火、口舌生疮、大便干结、小便短黄、发热等。

四、腹痛

🐝 什么是腹痛

腹痛是指胃脘以下、耻骨毛际以上的部位发生疼痛为主要表现的病证。

有患者跟医生反馈，经常肚子痛，是不是吃了不干净的食物？右下腹痛，手指一按就痛，突然松开也会有剧烈的疼痛，是不是得阑尾炎了？上腹痛，为什么用手按压会痛，饭后或者空腹时更痛？腹痛实在难忍，像被绳子拧着一样，要不要紧？腹痛想大便，但一直排不出，什么原因？

腹痛，生活中并不少见，西医学中的急慢性胰腺炎、肠易激综合征、神经官能性腹痛、消化不良性腹痛、急性肠系膜淋巴结炎、结核性腹膜炎、肠粘连、嵌顿疝早期等以腹痛为主要表现时，均属本节讨论范围。

什么原因会导致腹痛

腹痛发生的常见原因有感受外邪、饮食不节、情志失调、瘀血阻滞和素体阳虚等。

☆ 风、寒、湿等外邪入侵腹中，脾胃运化功能失调，邪滞脾胃，气机阻滞，血运不畅，不通则痛。

☆ 恣食辛辣、油腻、生冷之品，或暴饮暴食可使邪滞中焦，引发腹痛。

☆ 情志抑郁，或恼怒伤肝，肝郁气滞，肝脾不和，气机失畅，可引发气滞腹痛。

☆ 素体阳虚，或腹痛日久，损及脾阳，气血不足，脏腑经络失其温养，引发腹痛。

总之，腹痛发生的病机特点是"不通则痛"，或因邪滞而不通，或由正虚运行迟缓而不通。

艾灸在腹痛中的应用

艾灸源于中医传统疗法，距今已有二千多年的历史，艾条借助药力及燃烧的温热作用，达到温通经络、行气活血、消肿散结、止痛的效果，疗效显著。

✪ 可选用艾灸

• 腹痛遇寒痛甚，得温痛减，身体寒冷，大便稀软，苔白，脉弦紧，为寒实腹痛。

• 腹痛胀满，打嗝返酸气、返酸水，厌食，想吐，疼得想上厕所，拉肚子后痛减，舌苔腻，脉滑实，为食积腹痛。

• 腹痛胀闷不舒，攻窜不定，痛连少腹，打饱嗝后则痛减，遇恼怒则加剧，苔薄，脉弦，为气滞腹痛。

• 腹痛较剧，痛如针刺，部位固定，拒按，舌质紫暗或有瘀斑，脉涩，为瘀血腹痛。

• 腹痛绵绵，时作时休，喜温喜按，饥饿劳累后加重，进食、休息后减轻，面色少华，缺少精气神，气短，形寒肢冷，便溏，舌淡、苔白，脉细无力，为虚寒腹痛。

以上情况，我们可以运用艾灸温中散寒，消食导滞，疏肝解郁、理气止痛，活血化瘀、通络止痛，温中补虚、缓急止痛的功效来治疗腹痛。

✪ 不宜艾灸

脘腹胀满，疼痛拒按，大便秘结，烦渴引饮，小便短赤，舌质红、苔焦黄起刺或黄腻，脉沉实有力，为实热腹痛。

🔥 艾灸治疗

» 常用穴位

中脘穴、天枢穴、关元穴、足三里穴。

» 穴位定位

中脘穴：在上腹部，前正中线上，当脐中上4寸。

天枢穴：在腹中部，脐中旁开2寸。

关元穴：在下腹部，前正中线上，当脐中下3寸。

足三里穴：在小腿前外侧，当犊鼻穴下3寸，距胫骨前缘1横指（中指）。

» 穴位功效

以局部取穴施灸为主，远端取穴为辅。中脘穴位于上腹部，腑会中脘；关元穴为任脉与足三阴经交会穴，小肠募穴，位于脐下，有补精、益血、扶正之功，为强壮要穴；天枢穴为大肠的募穴，位于脐旁，穴位均分布于脐之周围，可疏调腹部气机，通腹止痛；足三里穴既是主治腹部疾病的要穴，又是强壮穴，可通调胃肠，解痉止痛。

» 操作方法

按照先腰背部穴位再胸腹部穴位、先头部后四肢、先上后下的顺序施灸。让患者取仰卧位，使用艾条温和灸，距离皮肤1~2cm，或者选用艾灸器进行施灸。每个穴位灸15~20分钟，以局部皮肤出现潮红为宜。每天灸1次，10天为1个疗程。一般慢性病需灸3个月后会有所改善或治愈，如作为保健可长期施灸。

» 其他穴位

寒邪内阻时可加灸神阙穴，有温脾散寒止痛的功效；饮食积滞时可加灸梁门穴、下脘穴，有消食导滞的功效；肝郁气滞时可加灸太冲穴、期门穴，有疏肝解郁、理气止痛的功效；脾胃不振时可加灸脾俞穴、神阙穴，有温脾补虚、缓解疼痛的功效。

神阙穴：在脐窝正中。

梁门穴：位于上腹部，当脐中上4寸，前正中线旁开2寸。

下脘穴：在上腹部，前正中线上，当脐中上2寸。

太冲穴：在足背侧，当第1、2跖骨间隙的后方凹陷处。

期门穴：在胸部，当乳头直下，第6肋间隙，前正中线旁开4寸。

脾俞穴：在背部，当第11胸椎棘突下，旁开1.5寸。

温馨提示

☆ 艾灸可以在家里进行也可以到中医院做，但是做的时候一定要注意温度，温度过高容易烫伤皮肤。

☆ 对于器质性原因所致腹痛者，艾灸缓解疼痛后应重视原发病的治疗。

☆ 如属于急腹症者，在艾灸的同时应严密观察病情变化，必要时采取急救措施。

☆ 艾灸时要做好保暖，避免施灸部位着凉。艾灸前后要喝一杯温水，有助排泄器官排出体内毒素。灸后半小时内不要用冷水洗手，2小时内不要洗澡。灸后不要吃寒凉饮料、水果和海鲜。

☆ 饭后1小时不宜艾灸；女性经期不宜艾灸。

五、泄泻

什么是泄泻

泄泻又称腹泻，俗称"拉肚子"，是指粪便稀薄，或夹杂未消化食物，甚至泻出如水样，并多伴有排便次数增多为特征的一类病证。古代将大便溏薄而势缓者称为"泄"，大便清稀如水而势急者称为"泻"。本病一年四季均可发生，但以夏秋两季多见腹泻。泄泻在大部分人眼里虽算不上什么大病，但对身体的损害却不可小视。严重的泄泻可引起脱水和电解质紊乱，危及生命，绝不是危言耸听，尤其是老人和儿童泄泻时尤其要加以重视。

西医学认为，腹泻是消化系统疾病中常见的一种症状，系指排便次数多于平时，粪便稀薄，含水量增加，有时脂肪增多，带有不消化食物，或含有脓血。根据病程长短，腹泻分急性腹泻和慢性腹泻两类。急性腹泻发病急剧，病程在2~3周之内。慢性腹泻指病程在2个月以上或间歇期在2~4周内的复发性腹泻。急性肠炎、功能性腹泻、吸收不良综合征、肠道菌群失调溃疡性结肠炎等疾病均会出现腹泻。

什么原因会导致泄泻

泄泻，病在脾、胃和大小肠。致病原因主要有感受外邪、饮食所伤、七情不和、脏腑虚弱等。

☆ 暑、（风）寒、热诸邪与湿邪夹杂，脾喜燥恶湿，外来湿邪最容易困阻脾土，导致脾运失司，食物未彻底消化吸收，水谷混杂而下，发生泄泻。

☆ 忧郁恼怒，情绪不佳，肝郁乘脾；或思虑太过，暗耗脾气，水谷混杂而下，变为泄泻。

☆ 饮食过量，化为积滞；或恣食油腻，滋生湿热；或过食生冷，寒湿伤脾胃；或误食不洁，化生浊邪等，致使脾胃受伤，则水反为湿，谷反为滞，精华之气不能输布运化，而发泄泻。

☆ 长期饮食失调，过度操劳，思虑过度，久病缠绵，素体不足，误用泻下之剂，均可导致脾胃虚弱，不能很好消化吸收，内生湿邪，清浊不分，而发泄泻。

☆ 年老体衰，阳气不足，久病之后，房室无度，肾阳受损，命门火衰，而致釜无火，脾失温暖而发泄泻。

艾灸在泄泻中的应用

灸法是中医六艺之一，艾灸治疗是公认的安全且没有副作用的疗法。艾灸热能可以渗透肌肉，起到通经络、逐寒湿的作用。尤其对腹部受寒导致的一些疾病，如腹痛、呕吐、泄泻等，粗的艾炷效果高于普通的细艾条。那么，什么样的泄泻适合艾灸呢？

❂ 可选用艾灸

• 泄泻清稀，甚如水样，腹痛肠鸣，脘闷食少，苔白腻，脉濡缓。若兼外感风寒，则泄泻暴起，恶寒发热，头痛，肢体酸痛，苔薄白，脉浮，为寒湿困脾。

- 腹痛肠鸣，泻下粪便有臭鸡蛋味，并夹有未消化的食物，泻后痛减，伴有脘腹胀满，打嗝返酸气，不想吃饭喝水，苔厚腻，脉滑，为食滞胃肠。

- 腹痛而泻，伴有肠鸣如雷，攻窜作痛，频繁排气，每于抑郁恼怒或情志紧张之时诱发。平时多伴胸胁胀闷、打饱嗝，食少，苔薄、舌淡红，脉弦，为肝郁脾虚。

- 大便时溏时泻，迁延反复，完谷不化，饮食减少，食后脘闷不舒，稍进油腻食物则大便次数明显增加，面色萎黄，神疲倦怠，舌淡、苔白，脉细弱，为脾胃虚弱。

- 黎明五更之前腹痛肠鸣即泻，大便中有大量完全未消化的食物，泻后则好转，肢体发凉，腰膝酸软，舌淡、苔白，脉沉细，为肾虚不固。

以上情况，我们可以运用艾灸芳香化湿、解表散寒、消食导滞、疏肝健脾、补益脾胃、温补脾肾的功效来止泻。

✪ 不宜艾灸

腹痛泄泻交作，泻下急迫，或泻而不爽，大便质或稀或溏，大便色黄褐而臭，肛门灼热，烦热口渴，小便短赤，舌苔黄腻，脉濡数或滑数，为湿热内蕴。

🔥 艾灸治疗

> » 常用穴位

神阙穴、足三里穴、天枢穴。

> » 穴位定位

神阙穴：脐窝正中。

足三里穴：在小腿前外侧，当犊鼻穴下3寸，距胫骨前缘1横指（中指）。

天枢穴：在腹部，横平脐中，前正中线旁开2寸。

> » 穴位功效

神阙穴为局部选穴，灸之既可温阳散寒除湿，又可清利湿热，是治疗泄泻的要穴；本病病位在大肠，取大肠募穴——天枢穴调理肠腑止泻；"艾灸足三里，胜吃老母鸡"，灸足三里穴可养先后天之气，使先天之气（即元气）不衰而止泻。

> » 操作方法

神阙穴可采用艾炷隔姜灸或隔盐灸。隔姜灸，切厚约0.3cm生姜片，穿刺数孔，放在肚脐上，大或中艾炷点燃放在姜片上，一般每穴灸5~7壮，具有温中、祛寒、止呕、解表功效。隔盐灸，用干燥的食盐将脐窝填平，上置艾炷，用火点燃施灸。患者感到灼痛时可移去残炷，再换1壮，一般可灸5~7壮。其余穴采用艾条悬灸，每部位悬灸10~15分钟，每天1次，7天为1个疗程。

» 其他穴位

寒湿困脾可加灸阴陵泉穴、梁丘穴，有散寒除湿的功效；食滞胃肠可加灸中脘穴、建里穴，有消食导滞的功效；肝郁脾虚可加灸肝俞穴、脾俞穴、太冲穴，有健脾止泻、疏肝行气的功效；脾胃虚弱可加灸中脘穴、脾俞穴，有健脾益气、和胃渗湿的功效；脾肾阳虚可加灸脾俞穴、肾俞穴，有温补脾肾、固涩止泻的功效。

阴陵泉穴：在小腿内侧，胫骨内侧髁下缘与胫骨内侧缘之间的凹陷中。

梁丘穴：在股前区，髌底上2寸，股外侧肌与股直肌肌腱之间。

中脘穴：在上腹部，脐中上4寸，前正中线上。

建里穴：在上腹部，前正中线上，当脐中上3寸。

肝俞穴：在背部，当第9胸椎棘突下，后正中线旁开1.5寸。

脾俞穴：在背部，第11胸椎棘突下，后正中线旁开1.5寸。

太冲穴：在足背侧，第1、2跖骨结合部之前凹陷处。

肾俞穴：在背部，第2腰椎棘突下，后正中线旁开1.5寸。

温馨提示

☆ 平时要养成良好的饮食习惯，不饮不洁生水，少食生冷瓜果，特别是夏秋季节，食物容易变质腐败，更应注意食物的保鲜。

☆ 居住处应冷暖适宜，久泻之人尤不可受风寒，注意腹部保暖，避免汗出当风。

☆ 长期腹泻者，可辅以食疗及精神调摄，适当参加体育锻炼，增强体质。

☆ 若腹泻频繁而出现脱水现象者，应适当配合输液治疗。

六、便秘

什么是便秘

随着社会人口老龄化的趋势，饮食结构的改变，精神心理和社会因素的影响，便秘已成为现代老年人常见症状。便秘作为一种症状，可见于多种疾病，也可以作为一个独立疾病的诊断，如慢性便秘。便秘是由于大肠传导功能失常导致大便秘结不通，排便周期延长，或粪质干结，排出艰难，或经常排便不畅的一种病证。

西医学认为，便秘是排便次数明显减少，每周排便次数少于3次，粪质干硬，常伴有排便困难感（包括排便费力、排出困难、排便不尽感、排便费时及需手法辅助排便）的病理现象。便秘可分为急性与慢性两类。急性便秘由肠梗阻、肠麻痹、急性腹膜炎、脑血管意外等急性疾病引起；慢性便秘病因较复杂，一般可无明显症状。发病率为3%~17%，其中老年人、青少年、女性的患病率高于一般人群。国内老年便秘发生率为25%~30%，长期住院的老年患者便秘发生率高达80%以上。

什么原因会导致便秘

便秘的病位在大肠，食物进入胃，经过脾胃的运化之后，所剩糟粕由大肠传送而出，即为大便。便秘原因有饮食不节、情志失调、体虚病后、脏腑损伤等。

☆ 过食辛辣食物，过服温补之品等可致邪热旺盛损耗津液；热病之后，剩余的邪热留于肠胃，使肠道干燥失去濡养而导致便秘，又称热秘。

☆ 思虑太过引起气机郁滞，致使大肠传导失职、糟粕内停导致秘结，即所谓"气内滞而物不行"。粪便不结燥，但排出困难是此型的特点，又称气秘。

☆ 体质虚弱，气血两虚，生病时过于发汗，泻下伤阴等使肠道干燥，排便困难，又称虚秘。

☆ 年老体衰，脾肾功能下降，阳气虚无力温煦机体，肠道传送无力，大便艰难，称为冷秘。

艾灸在便秘中的应用

通常人们治疗便秘只是单纯选择通便的药物，其实治疗便秘可选择艾灸，取穴不多，简单易行，见效快，无毒副作用。

❂ 可选用艾灸

• 大便秘结，欲便不得，胁腹胀满，甚则腹中胀痛，嗳气频作，苔薄腻，脉弦，为气滞便秘。

• 虽有便意但排便无力，大便并不干硬，但难以排出，汗出短气，便后无力，面色发白，身体疲倦无力，舌淡嫩、苔白，脉弱，为气虚便秘。

• 大便干或不干，排出困难，小便清长，面色㿠白，四肢不温，喜热怕冷，腹部冷，腰膝酸冷，舌淡或淡胖，苔白润而滑，脉沉迟，为阳虚便秘。

以上情况，我们可以运用艾灸通腹导滞，健脾益气，温阳通便的功效来治疗。

❂ 不宜艾灸

• 大便干结，小便不多色黄，发热面色红，口干、口臭，腹胀或痛，舌红苔黄燥，脉滑数，为实热秘。

• 大便干结如羊屎状，形体消瘦，可见两颧皮肤发红，潮热盗汗，两手两足心发热，自觉心胸烦热，眩晕耳鸣，口干，目涩，舌红、少苔，脉细数，为阴虚秘。

艾灸治疗

» 常用穴位

天枢穴、大肠俞穴、上巨虚穴。

» 穴位定位

天枢穴：在腹部，横平脐中，前正中线旁开2寸。

大肠俞穴：在腰部，当第4腰椎棘突下，后正中线旁开1.5寸。

上巨虚穴：在小腿前外侧，当犊鼻穴下6寸，距胫骨前缘1横指（中指）。

» 穴位功效

本病病位在大肠，近取大肠募穴——天枢穴和大肠俞穴同用（俞募配穴），远取大肠下合穴——上巨虚穴，合治内腑，三穴同用理气通便。

» 操作方法

温和灸或艾灸盒灸，腹部可选3孔灸盒，背部可选单孔灸盒。手持艾条，将艾条点燃一端，将点燃艾条放入艾条盒，对准施灸穴位固定，使患者感到温热感而无灼痛，至局部皮肤红晕为度。每天1次，一般每穴灸10~15分钟，7天为1个疗程，治疗2个疗程。

» 其他穴位

肠道气滞时可加灸大横穴、支沟穴，有通腹导滞的功效；肺脾气虚时可加灸气海穴、足三里穴，有益气通腹的功效；脾肾阳虚时可加灸神阙穴、关元穴，有温阳通便功效。

大横穴：在腹中部，脐中旁开4寸。

支沟穴：在前臂背侧，腕背横纹上3寸，尺骨与桡骨之间。

气海穴：在下腹部，前正中线上，当脐中下1.5寸。

足三里穴：在小腿前外侧，当犊鼻穴下3寸，距胫骨前缘1横指（中指）。

神阙穴：在腹中部，脐中央。

关元穴：在下腹部，前正中线上，当脐中下3寸。

温馨提示

☆ "水"——用当天烧开后自然冷却的温开水，每天至少要喝8~10杯，或饮用决明子茶、绿茶，并坚持每晚睡前、夜半醒时和晨起后各饮一杯白开水。

☆ "软"——人到中年以后，胃肠道功能随之降低，需食用熟软的食物，这样有利于脾胃消化吸收及肠道排泄。

☆ "粗"——常吃富含膳食纤维的食物，如全谷（粗粮）食品、薯类、青菜、白萝卜、芹菜、丝瓜、菠菜、海带、西红柿、苹果、香蕉、梨等，每天可适当选择其中几种食物搭配食用，以刺激肠道蠕动，加速排便。

☆ "排"——定时（早晨）排便，不拖延时间，使肠中常清。大便后用温水清洗肛门及会阴部，保持清洁。

☆ "动"——适度运动，每天早晚慢跑、散步，促进胃肠道蠕动。另外，早晚各做1次腹式呼吸。

☆ "揉"——每天早晚及午睡后以两手相叠揉腹，以肚脐为中心，顺时针揉100次。可促进腹腔血液循环，使大便顺畅排泄。

☆ 艾灸治疗保持10~15分钟即可，老人或小孩可适度减短时间。艾灸治疗便秘效果比较明显，但个人也要保持良好的饮食生活习惯。

七、脱肛

什么是脱肛

有的人在排便或下蹲时，由肛门内翻出来一段肠子，在站立或便后有时还需用手拖回去，这种现象俗称"脱肛"。这是为何？中医认为脱肛是由于气虚下陷，不能收摄，以致肛管直肠向外脱出。临床常伴肛门坠胀，或瘙痒、糜烂，排便异常等。脱肛可自我诊断：大便时感肛门坠胀，有物脱出，便后可自行回纳，重者需用手托方能复位，伴有面色不华、神倦乏力、纳呆食少、心悸头晕等症状。

西医学认为，脱肛指直肠脱垂，是肛管、直肠黏膜或直肠全程、部分乙状结肠脱出的总称。脱肛分三度。I度：直肠黏膜脱出，淡红色，长2~5cm，质软，不易出血，便后可自然复位。Ⅱ度：直肠全层脱出，长5~9cm，呈圆锥形，淡红色，表面为环状而有层次的黏膜皱襞，触之较厚，有弹性，便后需用手帮助复位，常伴发肛门松弛。Ⅲ度：直肠及部分乙状结肠脱出，长达10cm以上，呈圆柱形，表现有较浅的环状皱襞，括约肌松弛无力。脱肛多见于3岁以下小儿、老人、多产妇女。男女发病率相等，随着年龄增长，多可自愈，随着医疗技术提高和生活水平的改善，其发病率有所下降。

什么原因会导致脱肛

本病病位在大肠，根本原因是脾胃虚弱，运化失职。因小儿发育未成熟，或老年身体虚弱、或产育、或久泻久痢、长期咳嗽等导致的中气不足，周围组织对直肠固定、支持作用减弱，发为本病。

艾灸在脱肛中的应用

《灵枢·经脉》云："陷下则灸之。"故气虚下陷、脏器下垂的患者多用灸法。灸法不仅有益气温阳、升阳举陷等作用，对卫阳不固、腠理疏松者，亦有效果，使机体功能恢复正常。如脱肛、阴挺、久泄等病，可用灸百会穴来提升阳气，以"推而上之"。那么，什么样的脱肛适合艾灸呢？

✪ 可选用艾灸

• 便后肛门有物脱出，直肠脱垂呈半球形或圆锥形，甚则咳嗽、行走、排尿时脱出，劳累后加重，伴有脘腹重坠，纳少，神疲体倦，气短声低，头晕心悸，舌质淡、体胖、边有齿痕，脉弱，为脾虚气陷。

• 直肠脱出，伴有面白或萎黄，少气懒言，头晕眼花，心悸健忘或失眠，舌质淡白，脉细弱，为气血两虚。

以上情况，我们可以运用艾灸补气升提、益气养血的功效来治疗脱肛。

✪ 不宜艾灸

直肠脱出，嵌顿不能还纳，脱垂的直肠黏膜有糜烂、溃疡，伴有肛门肿痛，面红发热，口干口臭，腹胀，大便干结，小便少、色红，舌红、苔黄腻，脉滑数，为湿热下注。

艾灸治疗

» 常用穴位
百会穴、大肠俞穴、承山穴。

» 穴位定位
百会穴：在头部，当前发际正中直上5寸，或两耳尖连线的中点处。

大肠俞穴：在腰部，当第4腰椎棘突下，旁开1.5寸。

承山穴：在小腿后面正中，委中穴与昆仑穴之间，当伸直小腿或足跟上提时，腓肠肌肌腹下出现尖角凹陷处。

» 穴位功效
百会穴位居头顶，为督脉与足太阳膀胱经交会穴，灸之能益气升阳，升提举陷，收摄固脱；本病病位在大肠，取大肠俞穴可调理大肠腑气；承山穴为膀胱经穴，足太阳膀胱经别入肛中，可疏调肛部气血。

» 操作方法
艾条温和灸，每个穴位每次施灸10~15分钟，每天灸1次，至肛门复位再巩固治疗2~3天。施灸百会穴时要分开头发，找准穴位，以免烧到头发。10天1个疗程。

» 其他穴位
脾虚气陷时可加灸脾俞穴、气海穴，有补中益气、升提固脱的功效；气血两虚时可加灸脾俞穴、胃俞穴、足三里穴，有益气养血的功效。

脾俞穴：在背部，当第11胸椎棘突下，旁开1.5寸。

气海穴：在下腹部，前正中线上，脐中下1.5寸。

胃俞穴：在背部，当第12胸椎棘突下，旁开1.5寸。

足三里穴：在小腿前外侧，当犊鼻穴下3寸，距胫骨前缘1横指（中指）。

温馨提示

☆ 忌吃辛辣食物，以免刺激肠胃，引起便秘，会加重脱肛的情况。

☆ 灸法治疗轻、中度脱肛效果较好。

☆ 营养不良、身体虚弱引起的脱肛要增加营养。

☆ 重度脱肛或局部感染者应综合治疗。

☆ 肛门周围肿痛时，可用热水坐浴加速局部血液循环，促使脱肛复原。

☆ 便秘、腹泻或咳嗽引起的脱肛，及时治疗好原发病后，脱肛亦可好转。

八、尿失禁

什么是尿失禁

门诊中我们会遇到这样的患者，经常在大笑、咳嗽、打喷嚏或运动时，出现小便不自主流出的现象。起初会因羞于启齿，而不愿就医，但情况会越来越严重，不能控制，影响日常生活和社会交往后就医，经仔细问诊和检查之后，确诊为"压力性尿失禁"。亦有患者表现为一着急，出现尿失禁，称"急迫性尿失禁"。这种患者多见于中老年妇女，这与年龄和女性的特殊生理有关。尿失禁又称"小便不禁"，是指小便频数、淋漓不断或不能控制的尿液滴沥，属于中医的"遗溺"范畴，可发生于任何年龄，但以女性和老年人居多。

西医学认为，尿失禁是由于膀胱括约肌损伤或神经功能障碍而丧失排尿的自控能力，尿液不自主地流出的一种疾病。按照症状可以分为充溢性尿失禁、无阻力性尿失禁、反射性尿失禁、急迫性尿失禁及压力性尿失禁5类。目前，全球有2亿人遭受不同程度的尿失禁困扰，其中成人女性尿失禁发生率为25%~45%。国内数据表明，中国女性尿失禁发生率为30.9%，中国男性尿失禁发生率为3%~10%。到2050年，中国60岁及以上的老年人口将达到4.3亿左右。由于老年人中的尿失禁比例更高，因此受尿失禁困扰的人数将越来越多。

什么原因会导致尿失禁

分娩、偏胖、慢性咳嗽、便秘等女性，盆底肌肉都会受到压力或反应过敏而发生尿失禁。尿失禁病位在膀胱，但与肺、脾、肾、心、肝相关。临床上多以虚证居多。

☆ 肺虚不能正常调节水液代谢，脾虚中气下陷不能运化水液，肾虚不能气化水液而尿出不止。

☆ 湿热之邪向下流注，使得膀胱贮存、排泄及其控制功能下降，导致尿液自溢。

艾灸在尿失禁中的应用

艾灸能温通经脉、调畅气血，使局部血液循环加快，局部组织营养改善，组织再生能力提高，肌肉收缩能力加强，使膀胱气化有权，开合有度，改善局部供血，从而改善神经营养，减轻压迫，最终达到治疗目的。

❂ 可选用艾灸

• 小便失禁，食欲减退，大便不成形，声低气怯，手脚冰凉，精神疲倦，身体无力，舌淡红、或边有齿痕，苔薄白，脉细弱，为中气下陷。

• 小便失禁，腰膝酸软，或伴耳鸣耳聋，头晕眼花，舌淡、或边有齿痕，苔白，脉沉细弱，为肾气亏虚。

• 小便失禁，时有心烦，失眠多梦，五心烦热，舌质红、苔少，脉细或细数，为心肾阴虚。

• 小便失禁，烦躁容易生气，情志抑郁，胁肋胀痛，舌淡红，脉弦，为肝气郁结。

以上情况，我们可以运用艾灸升气、温肾、滋阴、疏肝止遗的功效来治疗尿失禁。

❂ 不宜艾灸

小便失禁，滴沥而出，小便次数增多，小便时有急迫感，尿痛，小便黄，尿时灼热，时有尿液自遗，小腹下坠感，口苦、口干，舌红、苔黄，脉弦滑数，为膀胱蓄热。

🔖 艾灸治疗

» 常用穴位

中极穴、膀胱俞穴、肾俞穴、三阴交穴。

» 穴位定位

中极穴：在下腹部，前正中线上，当脐中下4寸。

膀胱俞穴：在骶部，当骶正中嵴旁1.5寸，平第2骶后孔。

肾俞穴：在腰部，当第2腰椎棘突下，旁开1.5寸。

三阴交穴：在小腿内侧，当足内踝尖上3寸，胫骨内侧缘后方。

» 穴位功效

中极穴、膀胱俞穴为俞募配穴法，可调理膀胱气机，增强膀胱对尿液的约束能力；肾俞穴补肾固涩，三阴交穴为三阴经交会穴，可调理脾、肝、肾的气机。四穴相配，共奏益肾固涩之功。

» 操作方法

悬灸膀胱俞穴、肾俞穴：先将两手搓热，掌根在上指尖朝下，两手掌分别置于后腰两侧凹陷处，上下来回摩擦，直至腰部发热、热感渗透皮肤为止；点燃艾灸，悬灸法温灸双侧膀胱俞穴、肾俞穴，每穴灸10分钟，每天1次。温灸中极穴、三阴交：仰卧位先从脐下四横指"中极"穴开始，用中指、食指稍加用力往下推至小腹耻骨处，从上至下连推3次；将双孔温灸盒置于中极穴、三阴交穴位上，温灸20分钟，直至皮肤潮红、发热为度，每天1次，10天为1个疗程。

» 其他穴位

中气下陷可加灸肺俞穴、脾俞穴、足三里穴，有补益肺脾的功效；肾气亏虚时可加灸肾俞穴、命门穴，有补肾固本的功效；心肾阴虚时可加灸心俞穴、肾俞穴，有滋养心肾的功效，肝气郁结时可加灸肝俞穴、太冲穴，有疏肝理气、解郁的功效。

肺俞穴：在背部，当第3胸椎棘突下，旁开1.5寸。

脾俞穴：在背部，当第11胸椎棘突下，旁开1.5寸。

足三里穴：在小腿前外侧，当犊鼻穴下3寸，距胫骨前缘1横指（中指）。

肾俞穴：在腰部，第2腰椎棘突下，旁开1.5寸。

命门穴：在腰部，后正中线上，第2腰椎棘突下凹陷中。

心俞穴：在背部，当第5胸椎棘突下，旁开1.5寸。

肝俞穴：在背部，当第9胸椎棘突下，旁开1.5寸。

太冲穴：在足背侧，当第1跖骨间隙的后方凹陷处。

🌸 温馨提示

☆ 排尿管理，指对液体摄入进行适当的管理，定期、少量、多次饮水，避免1次大量饮水，在夜间上床前4个小时避免饮水。多饮水能够促进排尿反射，并可预防泌尿道感染。

☆ 饮食上要注意避免一些刺激性的食品，比如咖啡因、苏打水、酒、辛辣酸性食品、甜品添加剂等，这些均会刺激膀胱引起膀胱的刺激症状。

☆ 膀胱训练，就是要通过行为训练，延长排尿的时间间隔。通常情况下是由定期45分钟排尿开始，逐渐延长排尿的时间间隔。在憋尿的过程中，如果出现有排尿的欲望，通过盆底肌的收缩，以及想象急迫症状的消退来抑制排尿。一般情况下，通过2周的训练后，延长排尿间隔15~30分钟，直至达到白天每3~4小时排尿1次，夜间排尿1次的目的。

☆ 加强锻炼，增强体质，经常做收腹、提肛练习。

☆艾灸治疗功能性尿失禁效果最佳，器质性病因的尿失禁应结合原发病的治疗。

九、尿频

什么是尿频

白天一喝水就尿频、尿急，晚上刚躺下就有尿意，每天夜里被尿憋醒好几次，这些问题困扰着不少人。尿频确实给患者的生活、工作等方面带来了很多不便。尿频属中医"淋证"范畴，指小便次数增多，尿量少、色黄，淋沥不尽，尿道刺痛，小腹抽筋或痛引腰腹为主要特征的病证。

尿频是一种症状，并非疾病。西医学认为，尿频就是指排尿次数增多，但总尿量不多。排尿频率明显大于正常时（成人日间平均排尿男性4~6次，女性3~5次，夜间睡后0~2次），常伴有尿急。常见于尿路感染、尿路结石、急慢性前列腺炎、尿道综合征等。其中尿路感染最为常见，包括肾盂肾炎和膀胱炎，膀胱炎占尿路感染的60%以上。

什么原因会导致尿频

中医认为：

☆小儿体质虚弱，肾气虚不能固摄，膀胱约束力弱，气化不宣所致。

☆脾肺二脏俱虚，肺虚不能正常调节水液代谢，脾虚不能运化水液，膀胱气化无力，而发生小便频数。

☆先天体质虚弱，肾与膀胱协同功能失调；或脾阳虚衰不能充养肾阳致脾肾两虚，下元温摄不固，均会导致夜尿增多。

西医认为，人排尿次数受到的影响因素较多。

☆排尿量受饮水量的影响，喝得多排得多，饮水过多有可能出现尿频。

☆排尿量受精神因素的影响，精神紧张时排尿次数也可增加，造成尿频。此类尿频者，在注意力分散时，如在睡眠中，不发生尿频。

☆由于肾脏泌尿系统疾病所造成的尿频，此类尿频可能与尿路感染、糖尿病、肾脏功能受损、膀胱有效容量减少等因素有关，通过尿液检查及血生化及影像学检查可做出诊断。

艾灸在尿频中的应用

肾气不足为虚，肾阳不足为寒，下元虚冷，适合用艾灸的方法，针对体质比较虚弱的老年人。有些老人有尿频的症状，在家认认真真地艾灸大概1个月，晚上起夜的次数由原来的五六次减少到了两三次，效果很明显。

艾为纯阳之物，温补脾肾不足，灸以脾肾双补、温阳固涩为治疗原则。用温灸的方法治疗慢性疾病，注重整体配穴，达到灸通脏腑、经络，灸通上下，调平阴阳的功效。艾灸通过对身体的经络系统和神经系统的有效调理，最大限度地发挥人体的自身修复潜能，达到标本兼治。那么，哪些类型的尿频适合艾灸治疗呢？

✪ 可选用艾灸

• 尿频、尿急，头晕精神疲乏，腰酸膝冷，舌质淡胖、苔白，脉沉细，为肾阳虚损。

• 尿频、尿急，少腹、会阴、睾丸坠胀不适，或有血尿，舌质暗红或有瘀点、苔白，脉沉弦，为气滞血瘀。

以上情况，我们可以运用艾灸温肾固涩、活血祛瘀、通络导滞的功效来治疗尿频。

✪ 不宜艾灸

晚上起夜比较多，尿频、尿急、尿痛，有灼热感，会阴、骶骨、睾丸有坠胀疼痛，属于湿热下注膀胱。

🐝 艾灸治疗

» 常用穴位

关元穴、气海穴、神阙（肚脐）穴。

» 穴位定位

关元穴：在下腹部，前正中线上，当脐中下3寸。

气海穴：在下腹部，前正中线上，脐中下1.5寸。

神阙穴：在腹中部，脐中央。

» 穴位功效

关元穴、气海穴、神阙穴是人体长寿的大穴。经常艾灸这三个穴位，不但可以有效地防治中老年人夜尿频繁，并对腹痛肠鸣、水肿膨胀、泻痢脱肛、中风脱证等有独特的疗效。可使人体真气充盈、精神饱满、体力充沛、腰肌强壮、面色红润、耳聪目明、轻身延年。

» 操作方法

患者取舒适体位，仰卧于治疗床上，充分暴露穴位处。患者右手如持笔写字状，使艾条与局部皮肤呈45°角，将艾条点燃端对准穴位处，点燃端的艾头与皮肤的距离约1寸，以局部温热、泛红但不致烫伤皮肤为度。施温和灸，顺序是关元穴、气海穴、神阙穴，由下向上，依次每穴灸10~15分钟，每天1次，7天为1个疗程。

注意：神阙穴施灸结束后，一定要用手掌心按揉10分钟，防止受凉。肾俞穴在背后，可配合艾灸盒施灸。

» **其他穴位**

肾阳虚损时可加灸肾俞穴、命门穴，有温肾助阳、固涩的功效；气滞血瘀时加灸秩边穴、次髎穴，有活血祛瘀、通络导滞的功效。

肾俞穴：在腰部，第2腰椎棘突下，旁开1.5寸。

命门穴：在腰部，后正中线上，第2腰椎棘突下凹陷中。

秩边穴：在臀部，平第4骶后孔，骶正中嵴旁开3寸。

次髎穴：在骶部，髂后上棘内下方，适对第2骶后孔。

🐝 **温馨提示**

☆ 控制饮食结构，避免酸性物质摄入过量。饮食的酸碱平衡对于尿频的预防是非常重要的一个环节。饮食方面要多吃富含植物有机活性碱的食品，少吃肉类，多吃蔬菜。

☆ 经常进行户外运动。在阳光下多做运动多出汗，可帮助排除体内多余的酸性物质。多呼吸新鲜的空气，有助于人们的身体健康，减少发病的几率。

☆ 保持良好的心情，不要有过大的心理压力，压力过重会导致酸性物质的沉积，影响正常的代谢。适当地调节心情和自身压力可以保持健康体质，使尿频远离。

☆ 生活要规律。生活习惯不规律，如彻夜唱歌、打麻将、夜不归宿等，病毒容易入侵。应当养成良好的生活习惯，从而保持健康体质，使病毒远离自己。

☆ 远离烟、酒。烟、酒都是典型的酸性食品，毫无节制地抽烟、喝酒，有害健康。

☆ 不要食用被污染的食物，如被污染的水、农作物、家禽、鱼、蛋等，要吃一些绿色有机食品，防止病从口入。

皮肤疾病

一、瘾疹

🐝 什么是瘾疹

瘾疹，西医学称之为荨麻疹，是一种全身或局部出现鲜红、淡红或白色、皮色风团，时隐时现，消退后不留痕迹，伴有瘙痒的过敏性皮肤病。该病中医学早有详细的记载。

荨麻疹分为急性荨麻疹和慢性荨麻疹，发作病程短于6周的是急性荨麻疹，超过6周的是慢性荨麻疹。急性荨麻疹中约有40%是由感染引起（包括细菌、病毒、寄生虫等感染），还有药物过敏、食物过敏等原因。慢性荨麻疹一部分是由过敏引起，但是大部分找不到确切的过敏原，部分还伴有其他过敏性疾病，如变态反应性哮喘、变应性鼻炎、特应性皮炎等；另外一部分合并有免疫系统疾病，如桥本甲状腺炎、结缔组织疾病等。

🐝 什么原因会导致瘾疹

☆ 先天体质虚弱，不能抵抗邪气侵入，风邪乘虚而入导致本病发生。

☆ 过食辛辣食物，肠胃湿热，复感风邪，湿热阻滞气机运行发为本病。

☆ 有肠道寄生虫感染，尤其是幼儿，经常伴有肚脐周围疼痛，或者大便排虫。

☆ 风团反复发作日久导致阴血不足，肌肤失去濡养而发为本病。

🐝 艾灸在瘾疹中的应用

✪ 可选用艾灸

• 先天体质虚弱，感受风寒，全身起淡红色、皮色或者白色风团，伴有怕冷，小便不黄，舌质淡或者淡红、舌苔薄白，脉浮紧。可以是急性荨麻疹，也可以是慢性荨麻疹。

• 风团反复发作、伤及气血，导致气血不足，肌肤失养。表现为风团颜色淡，下午或晚间发作较重。伴有头晕眼花，乏力，舌质淡、苔薄白，脉细。

• 风团反复发作，伴有一动就汗出，少气乏力，舌质淡红、苔白，脉弱，为气虚不固。

✪ **不宜艾灸**

• 感受风热，风团颜色鲜红，怕热，汗出，口渴，咽痛，小便黄，舌尖红、苔薄白，脉浮滑。

• 肠胃湿热，风团颜色鲜红，口干、口渴，小便黄，大便秘结或者黏腻有恶臭，舌质红、苔黄腻，脉滑。

• 风团颜色红，口渴，舌质红、无苔或者有花剥苔，脉象弦细，为阴虚火旺。

🐝 **艾灸治疗**

> **常用穴位**

曲池穴、合谷穴、肺俞穴、足针11穴。

> **穴位定位**

曲池穴：曲肘在肘横纹桡侧端凹陷处取穴。

合谷穴：在第1、2掌骨之间，约当第2掌骨之中点取穴。

肺俞穴：俯伏位，于第3胸椎棘突下旁开1.5寸处取穴。

足针11穴：涌泉穴内旁开2寸。

> **穴位功效**

曲池穴，手阳明大肠经，散风止痒，清热消肿；合谷穴，手阳明大肠经，清热解表，明目聪耳；肺俞穴，足太阳膀胱经，解表宣肺；足针11穴，治疗荨麻疹。四穴相配祛风解表。

> **操作方法**

以上4个穴位均可以使用雀啄灸。

> **其他穴位**

伴有怕冷、出汗、无力等气虚症状，或者发作时伴有腹痛、腹泻，可以灸中脘穴、足三里穴补脾益气。

中脘穴：在腹部，前正中线上，脐中上4寸。

足三里穴：小腿外侧，当犊鼻穴下3寸，距胫骨前缘1横指。

🐝 **温馨提示**

☆ 艾灸初期一般每天1次，每个穴位灸5~10分钟，灸3次后改为3天1次，慢性荨麻疹病程久可以改为每7天1次。

☆ 艾灸以及发病期间注意保暖，避免被风扇或者空调直吹。

☆ 当风团发作严重，伴有胸闷、憋气、咽喉痒、咽喉发紧感等情况时，表示有可能发生过敏性休克或者喉头水肿而出现生命危险，应该立刻到附近医院就医。

☆ 荨麻疹患者进行天灸时应该先进行小心评估。

二、湿疹

什么是湿疹

湿疹中医称为"湿疮"，是由于内在和外在的因素引起的以皮肤红斑、丘疹、水疱和苔藓化改变为特点的皮肤炎症性疾病。

湿疹的病因非常复杂，目前认为是一种迟发的变态反应。分为急性湿疹、亚急性湿疹和慢性湿疹。引起湿疹的原因，包括三类：①吸入过敏，如对空气中的螨虫、花粉、动物的皮毛等过敏；②食入过敏，某些食物，例如牛奶、鸡蛋，或是某些药物；③接触过敏，如接触硫酸镍（金属加工过程中的残留物）、香料等。

什么原因会导致湿疹

☆ 先天体质虚弱，对某些物质过敏，素体湿热，食入辛辣，或感受外邪，导致邪热内蕴发于肌肤，引起急性湿疹发作。

☆ 脾胃运化功能差，加之感受外邪，外邪蕴积在体内，引起湿疹。

☆ 长时间感受外邪，耗伤正气，导致气血两亏，肌肤失养，引起慢性湿疹。

艾灸在湿疹中的应用

艾灸具有温经散寒等功效，对于部分湿疹疗效良好，但不是所有的湿疹都适用艾灸。

❂ 可选用艾灸

• 素体脾虚湿盛，感受风、湿毒邪，皮肤表现为皮损颜色淡红，有一点渗出，但不是很明显，口淡，大便稀没有臭味，小便清长，舌质淡红、苔白腻，脉细滑，脾虚湿重，病久缠绵不愈。

• 由于气血两虚，肌肤失养，皮肤肥厚、干燥、脱屑，伴有头晕目涩、少气、乏力、懒言，面色不华，舌质淡、苔白，脉沉细，为气血两虚。

☪ 不宜艾灸

• 急性湿疹，皮肤红斑、丘疹、糜烂、渗出，烦躁，舌质红、苔黄腻，脉弦滑，属于湿热证。

• 患者虽然皮肤干燥、肥厚，但是伴有烦躁易怒、小便黄，大便秘结，舌质红、舌苔黄腻，或者舌质红、没有舌苔或有花剥苔，脉象弦细，属于阴虚火旺。

艾灸治疗

» **常用穴位**

曲池穴、血海穴、足三里穴。

» **穴位定位**

曲池穴：曲肘在肘横纹桡侧端凹陷处取穴。

血海穴：屈膝，髌骨内上缘上2寸，股四头肌内侧头隆起处。

足三里穴：犊鼻下3寸，距离胫骨前嵴外侧1横指，屈膝或平卧。

» **穴位功效**

曲池穴，位于手阳明大肠经，散风止痒，清热消肿；血海穴，位于足太阴脾经，健脾化湿，调经统血；足三里穴属足阳明胃经，和胃健脾，通腑化痰，升降气机。三穴配合益气补血祛风除湿。

» **操作方法**

采用温和灸，初期每天1次，每个穴位5分钟。灸3次后改为每3天1次，持续2个月。对于肥厚的皮损可以直接在肥厚的皮损上用艾条雀啄灸。

温馨提示

☆ 湿疹患者做天灸应该谨慎。

☆ 患有湿疹应该少食或者忌食海鲜、牛肉、羊肉等高蛋白食物。忌食酒和辛辣食物。

☆ 避免过度洗烫，保持皮损湿润。

☆ 避免接触对皮肤有刺激性的化学物。

第二节 "老年性"疾病

一、高血压

什么是高血压

高血压是一种常见慢性疾病，以安静状态下血压升高为主要表现。其临床表现轻重程度相差很大，早期约半数患者无明显症状，常在体检时偶然发现。有症状表现的患者可有头晕、头痛、头胀、眼花、耳鸣、心悸、失眠、健忘等。更令人担忧的是，如果血压控制不好，持续升高，会损害心、脑、肾等重要器官，最终导致这些器官功能衰竭。高血压病到现在仍然是心血管疾病死亡的主要原因之一。

高血压属于中医学"眩晕""头痛"范畴，其发病主要与情志不畅、饮食不节、体虚年高有关。

本病在中老年人群体中发病率高，但近些年患者群体变得越来越年轻化，发病率也在逐年上升。那么如何诊断高血压病呢？即在未使用降压药的情况下，非同一天测量血压时，收缩压（高压）≥140mmHg和（或）舒张压（低压）≥90mmHg，就可诊断为高血压。

什么原因会导致高血压

☆ 遗传因素。高血压有明显的家族聚集性。父母均有高血压，子女的发病率高达46%。约60%高血压患者可询问到有高血压家族史。

☆ 通常来说，摄盐越多，血压水平和患病率越高。每日摄入乙醇超过50g者高血压发病率明显增高。

☆ 精神压力较大、过度紧张、焦虑、急躁、爱生闷气者高血压患病概率高，脑力工作者患病率高于体力劳动者。

☆ 超重或肥胖是血压升高的重要危险因素。1/3高血压患者有不同程度的肥胖。

艾灸在高血压中的应用

❂ 可选用艾灸

• 眩晕，动则加重，劳累后发病，面色发白，神疲乏力，不爱说话，嘴唇指甲颜色淡，心悸，睡觉时间少，食少易胀气，舌淡、苔薄白，脉细弱为气血亏虚。

• 眩晕长久不愈，精神萎靡，腰酸腿软，失眠多梦，健忘，眼干，耳鸣或面色发白，怕冷，手脚凉，舌淡嫩、苔白，脉弱，为肾精不足。

• 眩晕、头痛，兼有健忘，失眠，心悸，精神不振，耳聋耳鸣，面唇紫暗，舌暗有瘀斑，脉涩或细涩为瘀血阻窍。

• 眩晕，头昏沉，或视物旋转，胸闷恶心，呕吐痰涎，胃口不佳，舌苔白腻，脉濡滑，为痰湿中阻。

以上情况，我们可以运用艾灸温经散寒、活血化瘀、鼓舞正气、调和气血的功效来治疗高血压。

✪ 不宜艾灸

• 急躁烦躁，口干渴，口苦，头胀痛、面色发红，遇烦劳郁怒而加重，舌红、苔黄，脉弦或数，为肝阳上亢。

• 脸颧骨处颜色红，易心烦、心里不踏实，手、脚心发烫，入睡后多汗，醒来发现枕巾有汗迹，时常口渴，为阴虚火旺。

🐝 艾灸治疗

> **» 常用穴位**
> 百会穴、风池穴、太冲穴、合谷穴、曲池穴、三阴交穴。
>
> **» 穴位定位**
> 百会穴：在头部，前发际正中直上5寸，两耳尖连线中点。
> 风池穴：在项部，当枕骨之下，胸锁乳突肌与斜方肌上端之间凹陷处。
> 太冲穴：在足背侧，当第1、2跖骨结合部之前凹陷处。
> 曲池穴：屈肘成直角，当肘弯横纹尽头处；屈肘，于尺泽穴与肱骨外上髁连线的中点处取穴。
> 合谷穴：在手背，第1、2掌骨间，当第2掌骨桡侧的中点处。
> 三阴交穴：在小腿内侧，当足内踝尖上3寸，胫骨内侧缘后方。
>
> **» 穴位功效**
> 百会穴居于巅顶，为诸阳之会，灸之可通调诸阳之气；风池穴疏调头部气机，还可平肝潜阳；太冲穴为肝之原穴，可疏肝理气，平降肝阳；合谷穴、曲池穴清调阳明，理气降压；三阴交穴为足三阴经交会穴，可调补

肝脾肾，配伍应用以治其本。

» 操作方法

采用艾条温和灸法，方便简单易操作，充分暴露腧穴部位，点燃艾条一端，灸火距离皮肤2~3cm，局部有温热感无灼痛为宜。每次选用2~3个穴位进行温和灸，每处施灸5~10分钟，每天灸1次，6次为1个疗程，休息1天后再行下1个疗程。

» 其他穴位

腰膝酸软且耳鸣时，加肾俞穴、太溪穴，有滋阴补肾的功效；痰多口黏腻时，加中脘穴、丰隆穴，祛痰除湿，调理脾胃；心悸失眠时，加内关穴、神门穴，宁心安神。

肾俞穴：在腰部，第2腰椎棘突下，旁开1.5寸。

太溪穴：在足内侧，内踝后方，内踝尖与跟腱之间的凹陷处。

中脘穴：在腹部，前正中线上，脐中上4寸。

丰隆穴：在小腿前外侧，当外踝尖上8寸，距胫骨前缘2横指（中指）。

内关穴：在前臂掌侧，腕横纹上2寸，掌长肌腱与桡侧腕屈肌腱之间。

神门穴：在腕部，腕掌侧横纹尺侧端，尺侧腕屈肌腱的桡侧凹陷处。

温馨提示

☆艾灸治疗期间，患者不要突然停用降压药，治疗一段时间，待血压降至正常或接近正常，自觉症状明显好转或基本消失后，在医生指导下逐渐减少药量。切不可骤然停药或减药太快，以免出现意外。

☆注意改善生活行为，增加运动，减轻体重，减少钠盐、脂肪摄入，戒烟，限制饮酒。

二、糖尿病

什么是糖尿病

糖尿病是一组以高血糖为特征的代谢性疾病。高血糖则是由胰岛素分泌缺陷或其生物作用受损，或两者兼有引起。糖尿病长期存在高血糖，会导致各种组织，特别是眼、肾、心脏、血管、神经的慢性损害、功能障碍。

糖尿病在中医范畴里属"消渴"，是以多饮、多食、多尿、乏力、消瘦或尿中有甜味为主要表现的病证。由先天禀赋不足、饮食不节、情志失调、劳倦内伤等导致阴津亏损，燥热偏盛，病变脏腑主要在肺、脾、肾。

✿ 什么原因会导致糖尿病

☆ 遗传因素

糖尿病具有家族遗传易感性。但这种遗传性需外界因素的作用，这些因素主要包括肥胖、体力活动减少、饮食结构不合理、病毒感染等。

☆ 肥胖

肥胖，特别是腹型肥胖，是糖尿病发病的重要原因，尤其易引发2型糖尿病。其机理主要在于肥胖者本身存在着明显的高胰岛素血症，而高胰岛素血症可以使胰岛素与其受体的亲和力降低，导致胰岛素作用受阻，引发胰岛素抵抗。这就需要胰岛B细胞分泌和释放更多的胰岛素，从而又引发高胰岛素血症。如此呈糖代谢紊乱与B细胞功能不足的恶性循环，最终导致B细胞功能严重缺陷，引发2型糖尿病。

☆ 活动不足

体力活动可增加组织对胰岛素的敏感性，降低体重，改善代谢，减轻胰岛素抵抗，使高胰岛素血症缓解，降低心血管并发症。因此体力活动减少已成为2型糖尿病发病的重要因素。

☆ 饮食结构

高脂饮食可抑制代谢率，使体重增加而出现肥胖。肥胖患者中常年肉食者的糖尿病发病率明显高于常年素食者。主要与肉食中含脂肪、蛋白质热量较高有关。所以，饮食要多样化，以保持营养平衡，避免营养过剩。

☆ 精神神经因素

在糖尿病发生、发展过程中，精神神经因素所起的重要作用是近年来中外学者所公认的。因为精神的紧张、情绪的激动、心理的压力会引起某些应激激素分泌大量增加，而这些激素既是升血糖的激素，也是与胰岛素对抗的激素。这些激素长期大量地释放，势必造成内分泌代谢调节紊乱，引起高血糖，导致糖尿病。

☆ 病毒感染

某些1型糖尿病患者，是在感冒、腮腺炎等病毒感染后发病的。

艾灸在糖尿病中的应用

❂ 可选用艾灸

• 口渴多饮，口舌干燥，尿频量多，烦热多汗，舌边尖红、苔薄黄，脉洪数，为肺热津伤。

• 多食易饥，口渴，尿多，形体消瘦，大便干燥，苔黄，脉滑实有力，为胃热炽盛。

• 尿频量多，浑浊如脂膏，或尿甜，腰膝酸软，乏力，头晕耳鸣，口干唇燥，皮肤干燥，瘙痒，舌红、苔少，脉细数，为肾阴亏虚。

以上情况，我们可以运用艾灸温经散寒、活血化瘀、鼓舞正气、调和气血的功效来治疗糖尿病。

❂ 不宜艾灸

• 爱生闷气，心情容易烦躁，口干渴，口苦，头胀痛，面色发红，为肝郁化火。

• 月经量少，颜色红，易心烦、心里不踏实，手脚心发烫，入睡后多汗，醒来发现枕巾有汗迹，时常口渴，为阴虚火旺。

艾灸治疗

» 常用穴位

关元穴、中脘穴、气海穴、肾俞穴、脾俞穴、足三里穴。

» 穴位定位

章门穴：在腋中线，屈肘合腋时正当肘尖尽处。

关元穴：在下腹部，前正中线上，当脐中下3寸。

中脘穴：在上腹部，前正中线上，当脐中上4寸。

气海穴：在下腹部，前正中线上，当脐中下1.5寸。

肾俞穴：在腰部，当第2腰椎棘突下，旁开1.5寸。

脾俞穴：在背部，当第11胸椎棘突下，旁开1.5寸。

足三里穴：在外膝眼下四横指、胫骨边缘1横指。

» 操作方法

关元穴、中脘穴、气海穴可使用温和灸，肾俞穴、脾俞穴位可使用艾灸盒灸，可从上述穴位中选2个进行艾灸，足三里穴用悬起灸。隔天灸1次，每穴可灸15分钟左右，总的艾灸时间不超过半小时。

» **常用配穴**

腰膝酸冷时可加灸命门穴，有温肾助阳的功效；大便稀不成形，容易困乏加灸三阴交穴、太溪穴，有祛湿、补益气血的功效。

命门穴：在腰部，当后正中线上，第2腰椎棘突下凹陷中。

太溪穴：在足内侧，内踝后方，当内踝尖与跟腱之间的凹陷处。

三阴交穴：在小腿内侧，当内踝尖上3寸，胫骨内侧缘后方。

温馨提示

☆ 易于使血糖迅速升高的食物：白糖、红糖、冰糖、葡萄糖、麦芽糖、蜂蜜、巧克力、奶糖、水果糖、蜜饯、水果罐头、汽水、果汁、甜饮料、果酱、冰淇淋、甜饼干、蛋糕、甜面包及糖制糕点等，不宜多吃。

☆ 易使血脂升高的食物：牛油、羊油、猪油、黄油、奶油、肥肉。对富含胆固醇的食物，更应特别注意，应该减少摄入，防止动脉硬化性心脏病的发生。成人每天胆固醇摄入量不宜超过300mg，不宜多吃。

三、高脂血症

什么是高脂血症

近年来，随着人们生活水平的提高，生活方式及饮食结构的改变（主要进食高胆固醇和高热量食物），越来越多的人面临着高脂血症的困扰。而且高脂血症的一个重要的特点是发病后长时间内患者都无明显的自觉症状，仅表现为血脂检查异常，往往造成大家对本病的忽略。高血脂就像隐蔽的杀手和蛀虫，悄无声息地吞噬着患者的健康和生命。它对身体的损害是隐匿、渐进、全身性的，从青壮年甚至幼儿时期就开始侵蚀血管，到了中年时病情发展，但没有任何感觉，直至它造成了心脑血管疾病并产生了心绞痛、心肌梗死、偏瘫等严重的症状甚至危及生命的时候，人们才真正警惕。

那么到底什么是高脂血症？高脂血症主要是由于脂肪代谢和运转异常，使血浆中一种或几种脂质高于正常水平，常见有高胆固醇血症、高甘油三酯血症，或者是两者都有的混合型高脂血症。血脂增高时血液的黏稠度增高，血流就会变慢，大量类似于米粥样脂类物质停留在了血管壁上，使血管壁变硬、变脆，失去弹性，血管的内膜变得粗糙，小动脉以及微小动脉管腔狭窄或者堵塞，最后因为血脂增高为主要原因出现急性心脑血管疾病和其他全身性疾病，例如冠心病、高血压、脑卒中、脂肪肝、肝硬化、胰腺炎、糖尿病、眼底出血等。

近30年来，中国人群的血脂水平逐渐升高，血脂异常患病率明显增加，高达40.4%，高发人群也有从中老年向年轻人转变的趋势。

什么原因会导致高脂血症

☆ 遗传因素

遗传因素是导致高脂血症的一个常见因素。遗传因素可通过多种机制导致此病发生，比如某些遗传因素可能发生在人体的某些细胞上，而有些可能发生在人体脂蛋白组织上或载脂蛋白的分子上。但多数患者都是因为遗传性基因缺陷引起的，临床上可归纳的各种类型的高脂血症都具有遗传性。

☆ 饮食因素

饮食因素是常见的一个导致高脂血症的原因，现代人生活水平提高了，在平时多存在高热量饮食、营养过剩的情况，尤其是某些人平时存在暴饮暴食、偏食挑食、抽烟喝酒等习惯，就会导致身体内代谢异常。比如糖类食物摄入过多，会导致胰岛素分泌受到影响，常引起高甘油三酯血症。如果体内摄入的动物脂肪或胆固醇过多，非常容易形成高脂血症。

☆ 继发性高脂血症系病因

继发性高脂血症说的就是本身有其他原有疾病导致的高脂血症，常见的导致高脂血症的原发病包括糖尿病、甲状腺疾病、肝病、肥胖病、痛风、肾病疾病、胰腺病变，其他可引起高脂血症的疾病还有糖原累积病、异常球蛋白血症等。

艾灸在高脂血症中的应用

高脂血症是血中脂质成分过高，属于中医的"痰浊""痰湿"范畴，西医没有很好的药物能够治愈，只能靠药物维持。艾灸疗法有利于机体代谢及代谢性废物排出，从而达到降脂调脂的作用。

✪ 可选用艾灸

• 身体乏力，嗜食肥甘厚味，头晕、头重，胸闷脘痞，纳呆腹胀，恶心欲吐，咳嗽有痰，舌淡、苔厚腻，脉弦滑为痰浊阻滞。

• 身体困重，肢体乏力，头昏，头重如裹，食欲不振，脘闷腹胀，便溏，恶心，舌淡、舌体胖大有齿痕、舌苔白腻，脉弦细或濡缓为脾虚湿盛。

• 胸闷憋气，胸痛，痛处固定不移，两胁胀痛，有时放射至头、颈、肩、背部刺痛，头晕、头痛，气短，心烦不安，手颤肢麻，舌暗或暗紫有瘀点瘀斑、苔薄，脉弦或涩。

• 体倦乏力，精神萎靡，腰膝酸软，头晕眼花，耳鸣，形寒肢冷，面色㿠白，腹胀纳呆，食欲不振，尿少水肿，大便溏薄，月经失调，舌淡、苔薄白，脉沉细或迟缓为脾肾阳虚。

艾灸治疗

» 常用穴位
丰隆穴、足三里穴、神阙穴、三阴交穴。

» 穴位定位
丰隆穴：小腿前外侧，当外踝尖上8寸，条口穴外，距胫骨前缘2横指（中指）。

足三里穴：在小腿外侧，当犊鼻穴下3寸，距胫骨前缘1横指。

神阙穴：在腹中部，肚脐中央。

三阴交穴：在小腿内侧，当内踝尖上3寸，胫骨内侧缘后方。

» 穴位功效
足三里穴为胃经的下合穴，有补益脾胃、生发脾阳、消滞助运的作用；三阴交穴为脾经要穴，且为足三阴经交会穴，有调理脾胃、健脾助运的作用；神阙穴为任脉经穴，有益肾调经、会阳补气、调理脾胃的功能；丰隆穴为祛湿化痰的经验效穴，能化痰降浊、运脾通腹、宣通气机，易化痰浊之功最为卓著。上述穴位共用调整了脾的运化功能，从而维持人体脂质代谢过程的正常运行，使血脂水平有所下降。

» 其他穴位
痰浊阻滞加下脘穴、中脘穴、胃俞穴以化痰降浊；脾虚湿盛加脾俞穴、天枢穴健脾利湿；气滞血瘀加合谷穴、太冲穴、膈俞穴、肝俞穴行气活血；脾肾阳虚加气海穴、关元穴、脾俞穴、肾俞穴以肾培元；伴胸闷者加膻中穴宽胸理气；头晕者加百会穴以升阳定眩。

下脘穴：在上腹部，前正中线上，当脐中上2寸。

中脘穴：在上腹部，脐中上4寸，前正中线上。

胃俞穴：在背部，当第12胸椎棘突下，旁开1.5寸。

脾俞穴：在背部，当第11胸椎棘突下，旁开1.5寸。

天枢穴：在腹部，横平脐中，前正中线旁开2寸。

合谷穴：在手背，第1、2掌骨间，当第2掌骨桡侧的中点处。

太冲穴：在足背侧，当第1、2跖骨间隙的后方凹陷处。

膈俞穴：在背部，第7胸椎棘突下，旁开1.5寸。

肝俞穴：在背部，第9胸椎棘突下，旁开1.5寸。

气海穴：在下腹部，前正中线上，当脐中下1.5寸。

关元穴：在下腹部，前正中线上，肚脐直下3寸。

肾俞穴：在腰部，第2腰椎棘突下，旁开1.5寸。

膻中穴：在胸部，前正中线上，平第4肋间，两乳头连线的中点。

百会穴：在头部，当前发际正中直上5寸，或两耳尖连线的中点处。

» 操作方法

采用艾条温和悬灸法，简便易操作，充分暴露腧穴部位，点燃艾条一端，灸火距离皮肤0.5~1寸，局部温热无痛为宜，施灸5分钟，每天灸1次，6次为1个疗程，休息1天后再行下1个疗程。

温馨提示

☆ 限制总能量摄入，老年人基础代谢率降低，能量需要量要比成年人低，所以更应严格控制能量摄入，每人每天要控制在主食不超过300g。

☆ 低盐、低胆固醇饮食，控制动物脂肪和胆固醇的摄入，食油以植物油为主，蛋类每天不超过1个。

☆ 高纤维饮食，包括粗粮、杂粮、干豆类、蔬菜水果等。

☆ 饮茶、戒烟、限酒，研究表明各种茶叶均有减低血脂、促进脂肪代谢的作用，尤以绿茶降血脂效果最好。

☆ 优化生活结构，生活方式要有规律，适当参加体育锻炼和文娱活动，保持良好心态，避免过度紧张。情绪过分激动、经常熬夜、过度劳累、焦虑等精神因素对脂质代谢都会产生不良影响。

四、老年慢性支气管炎

什么是老年慢性支气管炎

老年慢性支气管炎简称"老慢支"，是冬季中老年人的常见病。多因急性支气管炎未及时治愈转变而成。凡是一年当中有3个月咳嗽，这种情况连续2年以上，而且咳嗽不是由于心、肺等其他疾病所致，就可诊断为慢性支气管炎。此病的发生是感染、理化刺激、过敏及气候变化等多种因素长期相互作用的结果。据统计，我国50岁以上中老年人发病率为15%~30%。临床上常表现为咳嗽、咳痰，或伴有气短、喘息等，严重者可并发肺气肿、肺源性心脏病等。冬季气候干燥而寒冷，容易发生呼吸道感染，导致"老慢支"复发。因此，安全过冬做好保健尤为重要。

🐝 什么原因会导致老年慢性支气管炎

☆ 吸烟

吸烟为本病发病的主要因素。研究表明，吸烟者慢性支气管炎的患病率较不吸烟者高2~8倍，烟龄越长，烟量越大，患病率亦越高。

☆ 大气污染有害气体

空气中的烟尘或二氧化硫超过一定量时，慢性支气管炎急性发作就显著增多。其他粉尘如二氧化硅、煤尘、蔗尘、棉屑等亦可刺激损伤支气管黏膜，为细菌感染创造条件。

☆ 感染因素

感染是慢性支气管炎发生和发展的重要因素之一。病毒、支原体和细菌感染为本病急性发作的主要原因。

☆ 过敏因素

因过敏导致本病发作的患者，常表现为发病年龄较晚，长期伴有咳嗽、咳痰及喘息，在秋冬季节或感冒时症状加重，应用支气管扩张药后肺功能改善不明显。

☆ 营养低下

维生素C缺乏，会使机体对感染的抵抗力降低，血管通透性增加；维生素A缺乏，可使支气管黏膜的修复机能减弱，易罹患慢性支气管炎。

☆ 寒冷空气

一年四季中，慢性支气管炎在冬天发作比较频繁，发病率较高。因此，气候因素也是发病的主要原因之一。

☆ 其他

老年人性腺及肾上腺皮质功能衰退、自主神经功能失调、遗传因素等也是导致本病的原因。

🐝 艾灸在慢性支气管炎中的应用

中医学认为本病属于"咳嗽""痰饮""喘证"等病证范畴，引起本病的原因主要是肺、脾、肾亏虚，肝、肺实热，而在相应穴位施灸可以改善脏腑功能，调节气机，从而改善症状。那么，什么样的慢性支气管炎适合艾灸呢？

✪ 可选用艾灸

• 咳喘胸闷，喉中喘鸣，咯白色泡沫或黏稀痰，或兼头痛，恶寒发热无汗，口不渴，舌苔薄白或白腻，脉弦紧，肺呼吸音粗糙，有哮鸣音，或可闻干湿啰音，为寒喘。

• 发病时常以咳为主，咳声清朗，多为单咳或间歇咳，白天多于夜晚，痰量不多，易汗，恶风，易感冒，舌质正常或稍淡、舌苔薄白，脉弦细或缓细，为肺气虚。

• 以动则气短，气喘为特征，发病时常咳声干涩，多为阵咳，夜间加重，日间减轻，腰酸腿软，咳则遗尿，夜尿多，头昏耳鸣，身寒肢冷，气短语乏，舌质淡胖或有瘀象，舌苔白、滑润，脉多细，胸部有较明显的肺气肿征，为脾肾阳虚。

以上情况，我们可以运用艾灸宣肺止咳、健脾化痰、补肾纳气的功效来治疗慢性支气管炎。

✪ 不宜艾灸

• 咳喘胸闷，喉中痰鸣，咳吐黏浊痰，或兼有身痛，身热汗出，口渴，便干尿黄，舌质红、苔黄，脉弦滑数，肺部呼吸音粗糙，有哮鸣音或有干湿啰音，为热喘。

• 干咳无痰或少痰，痰黏稠不易咯出，常动则气短，口干咽燥，五心烦热，潮热盗汗，头晕目眩，腰酸肢软，舌质红、少苔或苔光剥少津，脉细数，为肺肾阴虚。

🐝 艾灸治疗

» **常用穴位**
大椎穴、肺俞穴、膻中穴、天突穴。
» **穴位定位**
大椎穴：在第7颈椎棘突下凹陷中。
肺俞穴：在第3胸椎棘突旁开1.5寸。

膻中穴：在前正中线，平第4肋间，两乳头连线的中点。

天突穴：在颈部，当前正中线上，胸骨上窝中央。

» 穴位功效

大椎穴隶属于人体的督脉，手、足三阳经的阳热之气，从大椎穴处汇入，并与督脉的阳气一起上行至头部，因此，大椎穴是头部阳气运行的枢纽，刺激大椎穴可能起到调理督脉、疏风散寒、熄风止痉的功用。肺俞穴为肺之背俞穴，是治疗肺脏疾病的要穴，具有解表宣肺、肃降肺气的作用。膻中穴属任脉，为气海，故具有利上焦、宽胸膈、降气通络的功效。天突穴属于任脉，在颈部，具有宽胸理气、通利气道、降痰宣肺的作用。四穴合用以达到宣肃肺气、疏风散寒、理气平喘的作用。

» 操作方法

每次选用3~4个穴位进行温和灸，每穴每次灸10~15分钟，每天或隔天1次，重症患者也可每天灸治2次，5~10次为1个疗程，疗程间隔5~7天。或以背部腧穴为主施以艾炷隔姜灸，每次选用3~5个穴位，每穴每次灸3~5壮，每天或隔天施灸1次，也可每天施灸2次，7~10次为1个疗程，疗程间隔5天。

» 其他穴位

恶寒发热，咳痰白黏时可加灸风门穴、身柱穴，有散寒泻热、宣肺止咳的功效；腰膝酸软，动则气短，气喘时加灸膏肓穴、脾俞穴、肾俞穴、足三里穴，有滋润肺肾、益气健脾的功效；痰多加灸丰隆穴，有健脾和胃、清热化痰的功效；发热加灸曲池穴，有清热解毒、祛风理血的功效。

风门穴：在背部，第2胸椎棘突下，旁开1.5寸。

身柱穴：在背部，后正中线上，第3胸椎棘突下凹陷中。

膏肓穴：在背部，第4胸椎棘突下，旁开3寸。

脾俞穴：在背部，第11胸椎棘突下，旁开1.5寸。

肾俞穴：在腰部，第2腰椎棘突下，旁开1.5寸。

足三里穴：在小腿前外侧，当犊鼻穴下3寸，距胫骨前缘1横指（中指）。

丰隆穴：在小腿前外侧，外踝尖上8寸，条口穴外1寸，距胫骨前缘2横指（中指）。

曲池穴：在肘横纹外侧端，屈肘，当尺泽穴与肱骨外上髁连线中点。

温馨提示

☆ 本病属于病程较长的慢性病，需要长时间坚持施灸，不能因为短期有效就自行中断治疗。

☆ 本病的患者应戒除烟酒，并注意远离过敏原。

☆ 患者应增强体质，预防感冒，尤其注意在季节交替或气温变化较大时的调护，防寒保暖。

☆ 温灸治此类咳喘疾病效佳，多数咳喘患者嗅艾灸烟味有舒适感，对咳喘有缓解作用。少数患者不能耐受艾灸烟味，一闻到艾灸烟味症状就会加重，此类患者可少灸或于咳喘缓解期开始灸，仍然会有好的效果。施灸时，可用布将灸筒包裹一下，这样基本上不见艾烟，可避免引起咳喘患者气道过敏。

五、老年性便秘

什么是老年性便秘

人们每天都得通过大便将体内垃圾及时排出，这样有利于身体的健康。由于种种原因导致不能正常地规律地排便，就是我们常说的便秘。便秘是指由于大肠传导功能失常，致使大便秘结，排便周期延长；或周期不长，但粪质干结，排出艰难；或粪质不硬，虽有便意，但排便不畅的病证。便秘常见于各个年龄段的人群，尤以老年人多见。老年人身体各项生理机能变得较为缓慢，肠道蠕动能力下降，加之直肠肌肥大无力和腹肌肌肉力量下降，致使粪便易滞留在肠道，排便无力，导致排便次数减少，排便困难，称为老年性便秘。

西医学认为便秘是多种疾病的一个症状，主要是由神经系统病变、全身病变、肠道病变及不良排便习惯所引起，可分为结肠便秘和直肠便秘两种。结肠便秘是由于食物在结肠中转运迟缓所引起，直肠便秘指食物在直肠滞留过久，又称排便困难。老年人便秘易诱发其他疾病，如患有冠心病的老年人，过度用力排便易发生心绞痛、心肌梗死甚或猝死；患有高血压的老年人，过度用力排便易发生脑血管意外等；长期服用泻药治疗便秘的老年患者，结肠癌发生率较高；长期便秘会影响老年人的食欲及心情，降低其生活质量。

什么原因会导致老年性便秘

☆ 过食辛辣肥甘厚味、过于精细的食物、生冷食物等，导致肠胃传导失常。

☆ 食欲不佳、饮食量过少。

☆ 久坐少动、思虑过度、心情不舒等，导致机体气机郁滞，大肠传导失常。

☆ 老年人生理机能衰退，肠道蠕动能力下降，直肠肌及腹肌力量减弱，致使排便无力。

☆ 具有排便惧怕心理，不敢排便等。

艾灸在老年性便秘中的应用

✪ 可选用艾灸

• 大便艰涩，手足不温，腹部自觉胀满疼痛不舒，不敢用手按压，舌苔白腻，脉弦紧，为冷秘。

• 大便干结或不甚干结，欲便不得出，或便而不爽，肠鸣排气较多，嗳气频作，胁腹痞满胀痛，舌苔薄腻，脉弦，为气秘。

• 大便干或不干，虽有便意，但排出困难，用力排便后出现短气，乏力，面白疲倦，肢倦懒言，舌淡、苔白，脉弱，为气虚秘。

• 大便干或不干，排出困难，小便清长，面色㿠白，四肢不温，腹中冷痛，腰膝酸软，舌淡、苔白，脉沉迟，为阳虚秘。

✪ 不宜艾灸

• 大便干结，腹胀或腹痛，口干、口臭，面红心烦，或有身热，小便短赤，舌红、苔黄燥，脉滑数，为热秘。

• 大便干结，形体消瘦，头晕耳鸣，两颧红赤，心烦少眠，潮热盗汗，腰膝酸软，舌红、少苔，脉细数，为阴虚秘。

• 大便干结，面色无华，皮肤干燥，头晕目眩，心悸气短，健忘少寐，口唇色淡，舌淡、苔少，脉细，为血虚秘。

艾灸治疗

> **常用穴位**
天枢穴、足三里穴、上巨虚穴。

> **穴位定位**
天枢穴：在腹部，横平脐中，前正中线旁开2寸。

足三里穴：在小腿外侧，犊鼻穴下3寸，胫骨前嵴外1横指处，犊鼻穴与解溪穴连线上。

上巨虚穴：在小腿外侧，犊鼻穴下6寸，犊鼻穴与解溪穴连线上。

» 穴位功效

天枢穴为大肠的募穴，可通便泻热，理气止痛，主治腹痛、腹胀、肠鸣泄泻、便秘、痢疾等疾病，艾灸此穴可疏通腹部气机，促进肠蠕动。足三里穴为胃的下合穴，可健脾和胃，调和气血，通经活络，扶正培元，是一切消化系统疾病的首选穴位，也是强壮保健要穴，老年人常灸此穴可增强免疫力。上巨虚穴为大肠的下合穴，主治肠鸣、腹痛、腹泻、便秘、肠痈等肠胃疾患。三穴相配进行艾灸，可起到改善老年人便秘的症状。

» 操作方法

取双侧天枢穴、足三里穴、上巨虚穴进行艾条温和灸，即点燃艾条的一端，使之悬垂于施灸穴位的上方，与皮肤间的距离保持在2~3cm，以患者感觉温热而无灼痛为宜，每穴灸10~15分钟，以皮肤潮红为度，每天灸1次。

» 其他穴位

手足不温，腹部胀满疼痛拒按可加肾俞穴、大肠俞穴、神阙穴；肠鸣排气较多，嗳气频作可加中脘穴、太冲穴；气虚乏力者可加关元穴、气海穴；四肢不温，腰膝酸软者可加关元穴、神阙穴、肾俞穴。

中脘穴：在上腹部，脐中上4寸，前正中线上。

神阙穴：即肚脐，可选用艾炷隔盐灸。即取食用盐适量填满肚脐，再覆盖2~3cm厚度的姜片（姜片须扎数个小孔，便于艾炷热气渗透），将艾炷放置于姜片上点燃，灸5~10壮。

气海穴：在下腹部，脐中下1.5寸，前正中线上。

关元穴：在气海穴下1.5寸。

肾俞穴：在脊柱区，第2腰椎棘突下，后正中线旁开1.5寸。

大肠俞穴：在脊柱区，第4腰椎棘突下，后正中线旁开1.5寸。

太冲穴：在足背部，第1、2跖骨间，跖骨底结合部前方凹陷中，或触及动脉搏动处。

❧ 温馨提示

☆ 可配合饮食调节治疗便秘，多食富含膳食纤维的蔬菜、水果，如芹菜、韭菜、柚子、苹果、地瓜、南瓜、黑木耳等。

☆ 老年人避免使用蹲便器，使用坐便器时在脚下放置一个小板凳，有助于排便。

☆ 多饮水，保持心情舒畅。

☆ 睡前平躺后两手掌重叠从两肋乳根处开始进行从上向下、由中间向两侧的推腹动作，也可以两手掌相叠，以肚脐为中心，做顺时针的揉腹动作。

六、老年性尿失禁

什么是老年性尿失禁

很多人在步入老龄的时候都会或多或少的经历不自主的尿失禁，因此相信很多老年人对尿失禁并不是很陌生，老年性尿失禁指意识清楚时小便失去控制，多为老年人年老体衰，肾气亏损，下元虚惫，不能固摄，或肺脾气虚，制节无权，运化无力，膀胱失约，发为尿失禁。现今尿失禁的发病率呈上升趋势。美国约有1300万人受尿失禁的影响，30%女性在第1次经阴道分娩后5年内将发展为压力性尿失禁。调查发现，尿失禁与抑郁症有关，特别是老年人和性格易激动的患者。

在西医学认为尿失禁可以分为以下几种。

☆ 压力性尿失禁

本病的发生率女性高于男性，随着年龄增加，女性盆底结缔组织松弛，腹压增加时症状会加剧。男性由于括约肌机制强大几乎很少发生。此型发病机制与尿道周围支撑组织损伤和松弛，导致尿道高移动性密切相关。压力性尿失禁在分娩和产伤中多见，由于支托膀胱颈和尿道周围的连接组织受到损害，局部神经失去支配功能，盆底支持能力下降，腹腔内压升高，盆底不再起到支撑和关闭尿道的作用，造成尿失禁的发生。

☆ 急迫性尿失禁

临床中最典型的症状为先有强烈的尿意，之后出现尿失禁，或是在有强烈尿意的同时发生尿失禁。

☆ 混合性尿失禁

混合性尿失禁非常常见，是急迫性和压力性两者的结合。症状间具有相互影响、相互加重的倾向，是膀胱和尿道失调的综合结果。

☆ 充盈性尿失禁

因膀胱出口梗阻，尿液不能正常排空，大量残留尿液使膀胱承受极高的压力,当膀胱压力超过括约肌压力,即发生充盈性尿失禁。

☆ 无意识性尿失禁

此类尿失禁是受到完全的上运动神经元病变而造成。因神经中枢对其抑制消失,患者在排尿时依靠脊髓反射,会不自主地间歇性排尿,此过程中无任何感觉。

☆ 持续性尿失禁

持续性尿失禁常发生于手术或产科损伤后,往往由瘘(如阴道瘘、手术修复瘘复发等)引起。另外,括约肌系统功能缺陷也可能引起。

☆ 功能性尿失禁

功能性尿失禁是由于活动能力下降,和(或)认知能力下降,不能及时如厕等引起的尿失禁,常同时合并压力性、急迫性或混合性尿失禁。

什么原因会导致老年性尿失禁

老年性尿失禁在中医上属于"小便不禁""遗溺"范畴。中医认为老年性尿失禁多因肾气虚寒、肺脾气虚、肝肾阴虚、膀胱蓄热等引起。哪些原因可以致老年人出现尿失禁呢?

中医角度:

☆ 年老体衰、肾气虚寒者,因肾阳亏损、命门火衰,气化无权则小便不利。

☆ 肺脾气虚者因久咳,肺气虚而治节失调,加之脾虚气陷,膀胱失约而小便失禁。

☆ 肝肾阴虚者因素体阴虚,虚热内生,扰及膀胱以致小便不禁。

☆ 膀胱蓄热者因湿热下注,膀胱气化失司,约束无权致小便失禁。

西医角度:

☆ 暂时性尿失禁:发病原因包括尿路感染、急性精神错乱性疾病、药物如安眠药与镇静剂等、心理性因素。

☆ 长期性尿失禁:发病原因包括大脑皮质疾患(中风、痴呆等)损伤尿道括约肌或骨盆神经的手术、脊髓疾患、充盈性尿失禁、糖尿病、前列腺疾病、乙醇中毒、膀胱疾患。

☆ 女性围绝经期,多次分娩造成子宫下垂,有过泌尿生殖器手术史,产后小便不能自禁等其他原因。

艾灸在老年性尿失禁中的应用

艾灸具有温通经脉、行气活血、培补元气、预防疾病、健脾益胃、培补后天、升举阳气、密固肤表的作用。适用范围非常广泛，不仅包含预防保健，还包含慢病防治，养生等方面。老年人由于来医院不方便，通过买来的艾灸在家进行治疗。有的效果明显，有的效果略微显著，究竟哪些证型适合灸法，哪些不适合呢？

✪ 可选用艾灸

• 小便不禁，随时自遗，小便频而清，面色㿠白，倦怠乏力，腰背酸楚，四肢不温，或见滑精早泄，阳痿，舌淡胖、有齿痕、苔薄白，脉沉细无力，此为肾气虚寒型。

• 小便不禁、频数，咳喘气短，神疲乏力，纳差便溏，时见腹胀，舌淡、苔薄，脉虚，此为肺脾气虚型。

• 小便不禁，尿少，小便色黄，头晕耳鸣，面颧潮红，腰膝酸软，骨蒸盗汗，胁肋隐痛，五心烦热，大便不爽，舌红、少苔，脉细数，此为肝肾阴虚型。

• 小便不禁，尿短，尿浑浊不清，尿后余沥，臊腥难，尿窍有灼热感，少腹重坠不适，或见二阴出汗，舌质红，苔黄腻，脉濡数，此为膀胱蓄热型。

以上情况我们可以通过艾灸燃烧的温热之性，温肾阳、助气化，达到治疗遗尿的目的。

✪ 不宜艾灸

• 爱生闷气，心情容易烦躁，口干渴，口苦，头胀痛，面色发红，为肝郁化火。

• 心烦、心里不踏实，手脚心发烫，入睡后多汗，醒来发现枕巾有汗迹，时常口渴，为阴虚火旺。阴虚火热之证不可灸，灸易伤阴助热，加重病情。"数微之脉，慎不可灸之，因为火邪……焦骨伤筋，血难复也。"（《伤寒论》）。

• 大饱、大饥、大渴、大醉、大怒、疲劳、兴奋等极端状态下是不可以进行艾灸治疗的。

• 高热、抽搐、极端衰竭、形瘦骨弱者都不宜进行灸治。

🔥 艾灸治疗

方法一

» 常用穴位

肾俞穴、膀胱俞穴、关元穴、气海穴、足三里穴。

» 穴位定位

肾俞穴：在第2腰椎棘突旁开1.5寸处。

膀胱俞穴：在身体骶部，第2骶椎棘突下，旁开1.5寸，与第2骶后孔齐平。

关元穴：在下腹部，前正中线上，当脐中下3寸。

气海穴：在下腹部，前正中线上，当脐中下1.5寸（任脉）。

足三里穴：在小腿外侧，犊鼻穴下3寸，犊鼻穴与解溪穴连线上。

» 穴位功效

肾俞穴为肾的背俞穴，主治肾系疾病。膀胱俞穴的主治疾病为夜尿症、膀胱肾脏疾病等。膀胱，膀胱腑也；俞，输也。该穴名意指膀胱腑中的寒湿水气由此外输膀胱经。气海穴主治虚证，此穴为人体任脉上的主要穴位之一。足三里穴有强壮作用，为保健要穴。《外台秘要》："凡人年三十以上，若不灸三里，令人气上眼暗，以三里下气。"肾俞穴与膀胱俞穴配合治疗小便不利。关元穴有培元固本、补益下焦之功，凡元气亏损均可使用，临床上多用于泌尿、生殖系统疾患。

» 操作方法

用温针灸，可分为两个阶段，先让患者俯卧，取背部俞穴，每穴温针灸3个艾段，每段长2.5cm，10~15分钟后起针；然后再让患者仰卧，取腹部穴位及足三里穴，方法同上。隔天1次，15次为1个疗程。

方法二

» 常用穴位

神阙穴。

» 穴位定位

在脐中部，脐中央。

» 穴位功效

培元固本、回阳救脱（任脉）。

» 操作方法

用艾炷隔盐灸，先以细盐、肉桂末拌匀，覆盖神阙穴，将脐窝填平，再盖上厚约一分，刺有数孔的姜片，上置枣大小的艾炷，点燃，连灸3壮，每天灸1~2次，中病即止。

方法三

» 常用穴位

肾俞穴、膀胱俞穴、关元穴、中极穴、三阴交穴。

» 穴位定位

肾俞穴：在第2腰椎棘突，旁开1.5寸处。

膀胱俞穴：在身体骶部，第2骶椎棘突下，旁开1.5寸，与第2骶后孔齐平。

关元穴：在下腹部，前正中线上，当脐中下3寸。

中极穴：体前正中线，脐下4寸。

三阴交穴：内踝尖上3寸。

» 穴位功能

肾俞穴为肾的背俞穴，主治肾系疾病。膀胱俞穴主治疾病为夜尿症、膀胱肾脏疾病等。膀胱，膀胱腑也；俞，输也。该穴名意指膀胱腑中的寒湿水气由此外输膀胱经。关元穴有培元固本、补益下焦之功，凡元气亏损均可使用，临床上多用于泌尿、生殖系统疾患。中极穴为人体任脉上的主要穴位之一，主治泌尿系疾病等。三阴交穴为足太阴脾经、足少阴肾经、足厥阴肝经交会之处，可健脾益血，调肝补肾，安神。

» 操作方法

用艾条雀啄灸，每次取3~4穴，各灸10~15分钟，每天灸1~2次，中病即止。

用艾炷隔葱饼灸，每次去3~5穴，先取葱白适量，捣烂如泥制作成小圆饼样，盖在穴位上（或在放上一生姜片），上置艾炷，点燃施灸，各灸3~5壮，每天灸1~2次，中病即止。

用温针灸，每次取2~4穴，各灸3壮（或10~15分钟），每天1次，中病即止。

温馨提示

☆ 在进行艾灸时要注意以皮肤潮红为度，防止烫伤自己。

☆ 对于压力性尿失禁，灸法效果显著。

☆ 制定合理的饮食计划，饮食过多会加重尿失禁，饮水过少会导致便秘，避免对膀胱有刺激的食物，确保适量的纤维摄入。

☆ 尿失禁给患者带来很大的痛苦和不便，严重影响了患者的生活质量。老年人患病后自尊心易受到伤害，容易出现对别人不信任、固执，严重者情绪低落、焦虑，产生孤独感。因此家属首先要有耐心，对患者要细心呵护，要教导患者使用便器的方法，调整环境便利患者活动。

七、老年性阴道炎

什么是老年性阴道炎

通常指绝经后的老年妇女由于卵巢功能衰退，雌激素水平下降等原因致使局部抵抗力降低而产生的各类病原体感染所引发的阴道炎症，是临床常见的老年妇科疾病。其主要症状表现为外阴和阴道瘙痒，阴道分泌物增多，伴有异常的颜色或气味，还可能出现性交痛和排尿痛。据国内报道，老年性阴道炎的发病率为30.0%~58.6%，且复发率较高，严重影响了老年人的身体健康及生活质量。

什么原因会导致老年性阴道炎

☆ 因卵巢功能衰退，雌激素水平降低，阴道壁萎缩，黏膜变薄，上皮细胞内糖原含量减少，阴道内 pH 值增高，局部抵抗力降低，致病菌容易入侵繁殖引起炎症。

☆ 由于阴道黏膜萎缩，上皮菲薄，血运不足，使阴道抵抗力降低，便于细菌侵入繁殖引起炎症病变。

☆ 个人卫生习惯不良。

☆ 营养缺乏，尤其是 B 族维生素缺乏。

☆ 经常使用带有刺激性成分的洗剂，清洗外阴和阴道过于频繁、过于彻底。

☆ 有性病史、HIV 感染/艾滋病、慢性代谢性疾病如糖尿病等。

☆ 经常滥用广谱抗菌药物。

☆ 喜欢穿着紧身不透气的内裤。

☆ 手术切除双侧卵巢、卵巢功能早衰、盆腔放疗后、长期闭经、长期哺乳等。

艾灸在老年性阴道炎中的应用

艾灸具有调和阴阳、温阳补虚、补中益气的功效，可以用来治疗老年性阴道炎，为老年患者提供了一种不用来医院就诊在家也可以方便操作的治疗方法，且屡用效佳。那么，什么样的老年性阴道炎适合艾灸呢？

❂ 可选用艾灸

• 阴部瘙痒，带下色白或淡黄、无臭味、质黏稠、连绵不断，面色萎黄，食少便溏，神疲乏力，舌淡、苔白腻，脉濡弱，为脾气亏虚。

• 阴部瘙痒，带下色白、量多、质清稀、绵绵不断，小腹寒凉，腰部酸痛，小便频数清长，夜间尤甚，大便溏薄，舌淡、苔薄白，脉沉，为肾气亏虚。

❉ 不宜艾灸

• 阴部瘙痒、灼痛，甚至坐卧不安，带下量多、色黄如水或如脓、秽臭，伴见胸闷纳呆，心烦少寐，大便溏而不爽，或见小便频急灼痛，为湿热下注。

• 阴部瘙痒，入夜尤甚，带下量少、色黄，或带下量多、色黄如水、夹杂血丝，阴部干枯、萎缩，阴中灼热疼痛，伴见头晕目眩，腰膝酸软，五心烦热，时有烘热汗出，为肝肾阴虚。

🐝 **艾灸治疗**

» **常用穴位**

带脉穴、关元穴、足三里穴、三阴交穴、次髎穴、气海穴、脾俞穴、肾俞穴。

» **穴位定位**

带脉穴：在侧腹部，当第11肋骨游离端下方垂线与脐水平线的交点上。

关元穴：在前正中线，脐下3寸。

足三里穴：在犊鼻穴下3寸，胫骨前嵴外1横指处。

三阴交穴：在内踝尖上3寸，胫骨内侧面后缘。

次髎穴：在骶部，当髂后上棘内下方，适对第2骶后孔。

气海穴：在前正中线，脐下1.5寸。

脾俞穴：在第11胸椎棘突下，旁开1.5寸。

肾俞穴：第2腰椎棘突下，旁开1.5寸。

» **穴位功效**

带脉穴、关元穴、三阴交穴、气海穴、次髎穴、肾俞穴都主治带下等妇科经带病证。带脉穴能固摄带脉，调理经气；关元穴为任脉穴，灸此穴可培元固本，补益下焦，则任脉固；足三里穴能调理脾胃，补益气血；三阴交穴、气海穴可以调理肝脾肾三脏气血；次髎穴能够疏导水液，健脾除湿；灸脾俞穴、肾俞穴能够起到调补脾肾、升阳举陷的作用。上述穴位合用可奏调和阴阳、温阳补虚、补中益气之功。

» 操作方法

选择其中一种方式：用艾炷无瘢痕灸，每次取3~5穴，各灸3~5壮，每天灸1次，10次为1个疗程；用艾炷隔附子饼灸，在气海穴灸10~20壮，每天灸1次，10次为1个疗程；用艾条温和灸，每次取3~5穴，各灸20~30分钟，每天灸1次，15次为1个疗程；用温针灸，每次取3~5穴，各灸10~15分钟，每天或隔天灸1次，10次为1个疗程；用太乙神针灸，在脾俞穴、肾俞穴、气海穴、关元穴、三阴交穴各灸10~15分钟，隔天灸1次，7次为1个疗程。

» 其他穴位

湿热内蕴加归来穴、蠡沟穴，有清热祛湿止痒、养血润燥的功效；带下色红加血海穴，此穴专能止痒，疗效颇佳；腰部酸痛加腰眼穴、小肠俞穴，能疏通带脉，温煦肾阳，畅达气血，固精益肾；纳少便溏加中脘穴、天枢穴，中脘穴属任脉穴，是胃之募穴，对大便有很好的双向调节作用。

归来穴：在脐中下4寸，前正中线旁开2寸。

蠡沟穴：在内踝尖上5寸，胫骨内侧面的中央。

血海穴：屈膝，在髌骨内上缘上2寸，当股四头肌内侧头的隆起处。

腰眼穴：在腰部，当第4腰椎棘突下，旁开约3.5寸凹陷中。

小肠俞穴：在第1骶椎棘突下，旁开1.5寸约平第1骶后孔。

中脘穴：在前正中线上，脐上4寸，或脐与胸剑联合连线的中点处。

天枢穴：在脐中旁开2寸。

温馨提示

☆ 预防老年性阴道炎的重点在于注意个人卫生，避免高危性行为。

☆ 不要采用刺激性的沐浴液或药液清洗外阴和阴道。

☆ 不要常规灌洗阴道，以免破坏内部微环境。

☆ 日常最好穿着棉质内裤，保持干爽透气。

☆ 在外上厕所时，应留心坐便器是否清洁，使用前最好用消毒湿巾进行擦拭消毒；上完厕所，最好从前往后擦，可以避免肛门部位的病原体感染泌尿生殖系统。

☆ 若带下黄赤，应注意排除癌症。

☆ 性生活前可以在阴道口涂少量油脂，以润滑阴道，减小摩擦。

八、慢性阻塞性肺疾病

什么是慢性阻塞性肺疾病

在日常生活中，很多人可能常常听过肺气肿、哮喘或者"老慢支"，对慢性阻塞性肺疾病很陌生。慢性阻塞性肺疾病简称"慢阻肺"，是一种在老年人群中多发的疾病，伴有慢性咳嗽、咳痰、气短、呼吸困难或胸闷等症状，通常需要经过肺功能的测定才能确诊。这种疾病与慢性支气管炎、肺气肿都有着密切的关系。很多老年人对于长期咳嗽、咳痰并不重视，时间久了，当肺功能检查出现持续的气流受限时，被诊断为"慢阻肺"。

有的人可能会问"慢阻肺"和哮喘的症状类似，怎么进行区分呢？"慢阻肺"分为缓解期和急性加重期两种，中年发病，症状缓慢进展，多有长期吸烟史。哮喘多为早年（如儿童期）发病，症状变化快，清晨与夜晚时症状明显，会有哮喘家族史。哮喘的患者吸入药物后会有效控制病情，这与"慢阻肺"患者很容易鉴别。但是部分哮喘患者随着时间的延长，症状与"慢阻肺"患者类似，因此临床上很难鉴别。老年人对于自身类似的症状有疑问的话，建议经过医生的治疗确诊疾病并进行早期治疗，防止疾病的迁延不愈。

什么原因会导致慢性阻塞性肺疾病

☆ 吸烟是发生疾病的重要因素，长期吸烟的患者患病率比不吸烟的患者高2~8倍，烟龄越长，吸烟量越大，越容易发生。

☆ 职业性粉尘及化学物质，如烟雾、过敏原、工业废气等，长时间处于这种环境，或者吸入的浓度过大，均可能产生"慢阻肺"。

☆ 空气污染会损伤气道黏膜，使肺功能下降，为细菌感染增加条件。

☆ 感染是疾病发生的重要因素之一，包括病毒、细菌和支原体等，都会导致本病急性加重。

☆ 其他：如机体的内在因素、营养、气温突变、自主神经功能失调等都会参与"慢阻肺"的发生、发展。

艾灸在慢性阻塞性肺疾病中的应用

艾灸重要是通过温经通络的方法提高患者的免疫，改善"慢阻肺"患者的咳嗽、咳痰、气喘等症状。但是艾灸并不适合所有的"慢阻肺"患者，因为艾灸会有一些特殊的烟雾，会引起一些处于急性加重期的患者再次出现更严重的呼吸困难表现。因此，建议在缓解期进行艾灸。

✪ 可选用艾灸

• 咳嗽，乏力，易感冒，神疲，自汗，恶风，脉沉细弱等，为肺气虚。

• 咳嗽、气喘，纳呆，舌体胖大、有齿痕，食少，脘腹胀满，脉沉细缓等，为肺脾气虚。

• 咳嗽、喘息、气短，腰膝酸软，胸闷，耳鸣，夜尿多，脉沉弱等，为肺肾气虚。

• 咳嗽、喘息、气短，动则加重，自汗，盗汗，咽干，痰少，手足心热，脉沉细等为肺肾气阴两虚。

以上情况，我们可以运用艾灸温经通络、温补肺肾、健脾化痰等作用治疗"慢阻肺"。

✪ 不宜艾灸

患者处于急性加重期，咳嗽、咳痰和呼吸等症状在短期内明显加重，痰量增多，呈脓性或者黏液脓性，或者伴有发热等炎症明显加重的表现。

🐝 艾灸治疗

» 常用穴位

肺俞穴、中府穴、脾俞穴、肾俞穴、气海穴、足三里穴、丰隆穴、太溪穴。

» 穴位定位

肺俞穴：在背部，当第3胸椎棘突下，旁开1.5寸。

中府穴：胸外侧部，云门穴下1寸，平第1肋间隙处，距前正中线6寸。

脾俞穴：在背部，当第11胸椎棘突下，旁开1.5寸。

肾俞穴：在腰部，当第2腰椎棘突下，旁开1.5寸。

气海穴：在下腹部，前正中线上，当脐中下1.5寸。

足三里穴：在小腿前外侧，当犊鼻穴下3寸，距胫骨前缘外1横指。

丰隆穴：在小腿前外侧，当外踝尖上8寸，条口穴外，距胫骨前缘2横指。

太溪穴：足内侧，内踝后方与脚跟骨筋腱之间的凹陷处。

» 穴位功效

肺俞穴为肺之背俞穴，中府穴为肺之募穴，二穴相配为俞募配穴，可补益肺气，止咳平喘，化痰；脾俞穴配足三里穴、丰隆穴，健脾利湿化痰，并取其"培土生金"之效；肾俞穴配太溪穴滋肾纳气平喘；气海穴补一身之气。

» 操作方法

①用艾条灸，每次取穴 3~5 穴，每穴 5~15 分钟，每天或隔天 1 次，以皮肤微红为度，10 天为 1 个疗程。

②用艾炷隔姜灸，每次取穴 3~5 穴，先将姜片置放在穴位上，上放艾炷（如麦粒大）灸之，各灸 3~5 穴，以温热为度，每天或隔天灸 1 次，10 次为 1 个疗程。

温馨提示

避免"慢阻肺"的发生，一定要尽力去除危险因素，避免诱发因素。

☆首要是戒烟。吸烟不但是"慢阻肺"的病因之一，而且会加重其进展。戒烟是目前预防"慢阻肺"最有效的方法之一。同时室内空气要保持流动，避免污染、灰尘等。

☆老年人出现长期咳嗽、咳痰症状时要尽早到医院进行治疗，避免疾病的加重。

☆感冒会引起"慢阻肺"的肺部炎症反复发作，加重病情，所以应尽量减少感冒。老年人要注意保暖，加强锻炼，也可以进行耐寒锻炼。

☆老年人消化吸收功能弱，易致抵抗力弱。饮食应增加蛋白质、热量和维生素的摄入，增强免疫力。忌食生冷、辛辣食物以防刺激呼吸道。增加液体摄入量，有利于痰液的稀释。

九、中风病

什么是中风

中风是目前严重危害人类健康和生命的疾病之一，具有发病率高、致残率高、死亡率高的特点。中风是长期致残的疾病之首，50%~70% 的存活者遗留瘫痪、失语等严重残疾，严重影响患者生活质量，给家庭和社会带来沉重负担。中风以老年患者为多，由于老年人气血不足，体质比年轻人差，即使经常锻炼也难以避免中风、脑梗死等心脑血管疾病。中风病多是在正虚积损的基础上，由于脏腑阴阳失调，气血逆乱，内风丛起，风火夹痰、夹瘀上阻清窍，致使神机失用。内风的产生多责之于阳盛。

🦗 什么原因会导致中风

☆ 平素五志过极，心火暴甚，可引动内风而发卒中。临床以暴怒伤肝为多，因暴怒则顷刻之间肝阳暴亢，气火俱浮，迫血上涌则其候必发。至于忧思悲恐、情绪紧张均为本病的诱因。

☆ 平素喜欢吃肥甘厚味，脾失健运，聚湿生痰，痰郁化热，引动肝风，夹痰上扰，可致病发，尤以酗酒诱发最烈。

☆ 精神压力较大，过度紧张、焦虑，急躁、易生闷气，肝气瘀滞致使全身气血运行不通畅。

☆ 因操持过度，形神失养，以致阴血暗耗，虚阳化风扰动为患。再则纵欲伤精，也是水亏于下，火旺于上，发病之因。

☆ 本病一年四季均可发生，但与季节气候变化有关。入冬骤然变冷，寒邪入侵，可影响血脉循行。正如《素问·调经论》所说，"寒独留，则血凝位，凝则脉不通"。其次早春骤然转暖之时，正值厥阴风木主令，内应于肝，风阳暗动，也可导致本病发生。

🦗 艾灸在中风中的应用

艾灸具有温经散寒、行气通络等功效，在临床上广泛应用于中风的治疗，疗效令人满意。中风的患者活动不便，自己在家做艾灸也是一种很好的治疗方法，在这之前需要结合自身情况和疾病表现判断自己是否适合做艾灸治疗。

✪ 可选用艾灸

• 肢体软弱，偏身麻木，手足肿胀，面色淡白，气短乏力，心悸自汗，舌暗、苔白腻，脉细涩，为气虚血瘀。

• 面色苍白，目合口开，气息微弱，手撒肢冷，肢体软瘫，汗多，二便自遗，苔滑腻，脉散或微，为脱证。

• 半身不遂，口舌㖞斜，舌强言謇或不语，偏身麻木，头晕目眩、舌质暗淡，舌苔薄白或白腻，脉弦滑，为瘀血阻络。

以上情况，我们可以运用艾灸温经散寒、活血化瘀、鼓舞正气、调和气血的功效来治疗中风。

✪ 不宜艾灸

• 半身不遂，口舌歪斜，舌强言謇或不语，偏身麻木，腹胀，便干便秘，头晕目眩，咳痰或痰多，爱生闷气，心情容易烦躁，口干渴，口苦，头胀痛，面色发红，为肝郁化火。

• 半身不遂，口舌歪斜，舌强言謇或不语，偏身麻木，烦躁失眠，眩晕耳鸣，手足心热，为阴虚风动。

• 半身不遂，口舌歪斜，舌强言謇或不语，偏身麻木，腹胀，便干便秘，头晕目眩，咳痰或痰多，舌质暗红或暗淡，苔黄或黄腻，脉弦滑或偏瘫侧弦滑而大，为痰热腑实。

❀ 艾灸治疗

» 常用穴位

百会穴、气海穴、关元穴、三阴交穴、足三里穴、曲池穴、合谷穴。

» 穴位定位

百会穴：在头部，后发际正中上7寸，当两耳尖直上，头顶正中。

气海穴：在下腹部，前正中线上，当脐中下1.5寸。

关元穴：在下腹部，前正中线上，当脐中下3寸。

三阴交穴：在小腿内侧，当足内踝尖上3寸，胫骨内侧缘后方。

足三里穴：在小腿前外侧，当犊鼻穴3寸，距胫骨前缘1横指。

曲池穴：屈肘成直角，当肘弯横纹尽头处；屈肘，于尺泽穴与肱骨外上髁连线的中点处取穴。

合谷穴：在手背，第1、2掌骨间，当第2掌骨桡侧的中点处。或以一手的拇指指骨关节横纹，放在另一手拇、食指之间的指蹼缘上，当拇指尖下是穴。

» 穴位功效

百会穴为诸阳之会，故灸此穴能够益气固脱；气海穴、关元穴调气机、益元气；三阴交穴可以健脾益血，调补肝肾；足三里穴燥化脾湿，生发胃气；曲池穴调和气血，疏经通络；合谷穴可以升清降浊，宣通气血。

» 操作方法

三阴交穴、曲池穴、合谷穴可使用温和灸；百会穴、气海穴、关元穴、足三里穴位可使用艾灸盒灸。可从上述穴位中进行艾灸，隔天灸1次，每个穴位可灸20分钟左右，总的艾灸时间不超过半小时。

> » 其他穴位
>
> 腰膝酸冷时可加灸肾俞穴、命门穴，有温肾助阳、强壮筋骨的功效；恶心呕吐时加灸中脘穴，有和胃健脾、降逆利水的功效；大便稀不成形，容易困乏加灸脾俞穴、足三里穴，有调理脾胃、补益气血的功效。
>
> 肾俞穴：在腰部，第2腰椎棘突下，旁开1.5寸。
>
> 命门穴：在腰部，后正中线上，第2腰椎棘突下凹陷中。
>
> 中脘穴：在腹部，前正中线上，脐中上4寸。
>
> 脾俞穴：在背部，当第11胸椎棘突下，旁开1.5寸。
>
> 足三里穴：在小腿前外侧，当犊鼻穴下3寸，距胫骨前缘1横指（中指）。

温馨提示

☆ 艾灸治疗多在中风后遗症期开始，活动不利时可以增加艾灸次数，比如每天可艾灸1~2次，一般需要坚持几个月，甚至几年不等，才能显见疗效。若配合康复治疗和其他疗法进行综合治疗，效果会更好。

☆ 避免吃生冷食物，饮食宜温热，可适量饮用牛奶。

☆ 注意活动时保暖；避免淋雨涉水，避免过度劳累、剧烈运动及情绪刺激。

十、癌症晚期

癌症概述

2018年国家癌症中心发布的统计数据显示，我国城市居民一生中患癌概率为35%。老年处于癌症高发阶段，应定期体检筛查。老年阶段（60岁以上），男性的癌症威胁前5名分别为肺癌、胃癌、肝癌、肠癌、食管癌；女性为肺癌、肠癌、乳腺癌、胃癌、肝癌。

癌症晚期病机

脏腑虚损、阳气虚衰是癌症的主要病机。癌症晚期患者皮肉筋脉瘦削塌陷，神气萎靡游散，在此正气虚疲、阴阳形气俱不足之时，病气也不足，往往病情不会快速进展，患者处于神疲乏力、纳差、胃肠功能紊乱、低热、慢疼的状态。

癌症晚期的艾灸治疗原理与适应证

《扁鹊心书》有"保命之法，灼艾第一"，《黄帝内经》有"针所不为，灸之所宜"，《医学入门》有"凡病药之不及，针之不到，必须灸之"，艾灸温经通络，消散固结，化瘀止痛，对于正虚之体又有扶正固本、调和阴阳、防病祛邪之功，也无药物对胃肠道刺激及肝肾代谢相关的不良反应，尤其契合癌症晚期患者的临床特点。艾灸长于改善癌症晚期患者失眠、口渴、乏力、疼痛、麻木、畏寒、腹胀、便秘等症状，具有提高患者机体免疫力、诱导癌细胞凋亡、抑制癌细胞增殖及转移的作用。但切勿直接灸癌肿部位，恐其加重病情。

艾灸治疗

☆ 癌因性疲乏

疲劳是癌症患者的常见症状之一。癌因性疲乏常伴有全身衰弱、嗜睡、失眠、注意力不能集中、肢体沉重、易激惹、易悲伤。疲劳感可以理解为"病于皮"，即病位在皮肤上，使人困乏。而皮肤依靠营卫来濡养，所以营虚、卫虚、营卫不和可以认为是导致疲劳的主要因素。白细胞减少对应卫阳不足，艾灸神阙穴、关元穴、足三里穴以升白细胞。贫血对应营气虚，可通过补血方法缓解。若血常规正常，考虑营卫不和，可以通过适度运动发汗来调和营卫，缓解疲乏无力。

• 穴位定位

关元穴：下腹部，前正中线，脐下3寸。

气海穴：下腹部，前正中线，脐下1.5寸。

足三里穴：小腿外侧，犊鼻穴下3寸。

三阴交穴：内踝高点上3寸，胫骨内侧面后缘。

• 穴位功效

灸足三里穴健运脾阳，补中益气，强壮全身，补后天以助先天。三阴交穴通过调理肝脾肾三脏，使脏腑各司其职，宁心安神，促进睡眠。灸气海穴生发和培补元气，保健强身，解除疲劳。关元穴借助灸法之火力，温经通络、行气活血、培补元气作用更加突出。

☆ 癌性疼痛

癌痛是由癌症本身或由于癌症患者精神、心理、病理等因素所造成的常见症状，70%~87%的癌症患者有不同程度的癌痛，严重影响其生存质量。中医治疗癌痛最常用的穴位有足三里穴、内关穴、合谷穴、三阴交、阿是穴、中脘穴、太冲穴。

- 穴位定位

足三里穴：在小腿前外侧，当犊鼻穴下3寸，距胫骨前缘1横指（中指）。

内关穴：在前臂掌侧，腕横纹上2寸，掌长肌腱与桡侧腕屈肌腱之间。

合谷穴：在手背，第1、2掌骨间，当第2掌骨桡侧的中点处。

三阴交穴：在内踝高点上3寸，当胫前内侧后缘。

中脘穴：在上腹部，脐中上4寸，前正中线上。

太冲穴：在足背侧，当第1、2跖骨间隙的后方凹陷处。

- 穴位功效

足三里穴属多气多血的足阳明胃经，胃主肃降，常用于胃肠病和身体痛症；三阴交穴属少气多血的足太阴脾经，脾气主升，脾胃为后天之本；内关穴为手厥阴心包经络穴，通阴维脉，有宽胸理气之功，三穴相配补益气血、行气止痛。合谷穴、太冲穴相配疏通经络、调气和血、化瘀止痛，对于改善机体免疫功能、缓解疼痛具有较好效果。阿是穴自古有用于灸治痞块，具有温经通络、行气活血之效。

- 其他穴位

肝癌痛多取肝俞穴、太冲穴、期门穴，肺癌痛多取孔最穴、列缺穴。胃癌痛可取足三里穴、天枢穴、丰隆穴、血海穴、中脘穴、三阴交穴，能有效促进胃肠蠕动，提高机体免疫力，从而减轻癌因性疼痛。

☆腹水

腹水为癌症晚期腹腔脏器受累引起的常见的并发症，艾灸神阙穴（腹中部，脐中央）、水分穴（上腹部，前正中线上，脐上1寸）、石门穴（下腹部，前正中线上，脐下2寸）、关元穴（下腹部，前正中线，脐下3寸），补阳益气、培肾固本、疏通气机、通调水道，能明显改善患者气促、恶心呕吐、疲劳、失眠、便秘等症状，增加患者食欲，增强机体免疫功能。

☆发热

癌症患者容易发热，癌性发热常在下午，对应申时和未时，为手足太阳经所主。艾灸百会穴、大椎穴退热。百会穴为诸阳之会，大椎穴为六阳经之会，艾灸督脉穴位散寒温通太阳寒水以退热。

☆ 尿潴留

下腹部脏器癌症及术后血管神经损伤、感染等引起的尿潴留，隔姜灸气海穴、关元穴、中极穴、三阴交穴、足三里穴、肾俞穴、三焦俞穴，能温阳固肾，培补元气，行气利水，恢复膀胱气化功能，通利小便。姜的热力及药力增加了温阳扶正之功。

☆ 胃肠道症状

癌症相关性腹胀腹泻多由于患者长期大量用药使肠细胞增殖分化受到抑制，大量死亡细胞聚集在肠壁，引发炎症并引起小肠的分泌与吸收功能紊乱。中医属于久病脾失健运，大肠传导失司。艾灸关元穴、气海穴、足三里穴、太阳穴，散寒温中补虚。缓解恶心呕吐腹痛，温和灸中脘穴、水分穴、神阙穴、上巨虚穴、足三里穴、三阴交穴。

- 穴位功效

艾灸神阙穴、中脘穴、气海穴、关元穴，以后天养先天，引气归元。足三里穴理脾胃，调气血，助消化，补虚损。天枢穴改善肠腑功能，减轻肠道功能失常所致的诸多不适，对腹泻、腹胀、便秘改善最明显。

- 其他穴位

脘腹胀满者灸梁门穴、中脘穴、气海穴。艾灸中脘穴可加速食管癌术后首次肛门排气。癌症伴发呃逆，艾灸足三里穴、中脘穴、膈俞穴、内关穴、关元穴、颈4夹脊穴。食管癌、贲门癌术后胃瘫，艾灸关元穴、气海穴、中脘穴、足三里穴。止痛药副作用引起的便秘，艾灸天枢穴、神阙穴、气海穴、关元穴，配合按摩推揉腹部。

☆ 骨髓抑制

升高白细胞、血小板等血细胞，隔姜灸大椎穴、膈俞穴、肝俞穴、脾俞穴、肾俞穴、气海穴、关元穴、足三里穴、三阴交穴、内关穴、阴陵泉穴。灸神阙穴可降低癌细胞淋巴转移。灸关元穴、足三里穴、膻中穴、肾俞穴等穴，促进免疫调节，自然杀伤细胞活性增强，T淋巴细胞总数增加，白细胞介素2合成分泌增加，神经递质和血浆含量也明显增加，既能提高细胞免疫功能，又能提高体液免疫功能。

☆ 其他

癌症晚期日常保健选穴多采用足三里穴、三阴交穴、关元穴以调理脾胃，扶正培元。重用大椎穴、气海穴温阳益气。常配合背俞穴，调整脏腑。涌泉穴调整肾经经气，又激发全身正气，可补虚泻实，平衡阴阳。卵巢癌、子宫癌、膀胱癌、前列腺癌、肠癌、肝癌、胃癌等灸关元穴、中脘穴。肺癌、喉癌、鼻咽癌、淋巴癌等灸膏肓穴、关元穴、中脘穴。

汗多者灸肺俞穴、脾俞穴；舌纵流涎、言语不利者灸廉泉穴；口干舌麻者灸承浆穴、廉泉穴、复溜穴；皮脂溢出者灸内庭穴、曲池穴；阳气虚损，痰瘀内阻者灸神阙穴、足三里穴；肝肾阴虚者灸肝俞穴、肾俞穴、阳陵泉穴；气血虚弱者灸气海穴、足三里穴；气虚血瘀者灸曲池穴、合谷穴、太冲穴；痰浊阻滞者灸中脘穴、丰隆穴；肾精亏虚明显者灸涌泉穴、照海穴、太溪穴、肾俞穴；失眠及女性患者灸三阴交穴。

• 艾灸操作方法

艾条雀啄式或回旋灸式灸法，或隔姜灸，艾条点燃后距离穴位2~3cm处熏烤，使穴位局部皮肤温热红晕又不致灼伤皮肤为度。每次选3~5穴，每穴持续时间15分钟；可于早、晚施灸，虚损较重、卧床者每天2次。灸神阙穴、气海穴、关元穴可用艾箱，尺寸为20cm×13cm×10cm，将长度约10cm的艾条点燃放置在艾箱中。患者平卧位，暴露中下腹的皮肤，找到神阙穴、气海穴、关元穴，由肚脐开始，纵向放置艾箱，为避免烫伤，还应在皮肤与艾箱之间垫数层纱布隔热。

🐝 温馨提示

☆ 患者于家中自行施灸治疗非常重要，依艾灸处方交替选穴，每次取穴不宜过多，以温热感渗透扩散为效，注意避免艾灸时因患者知觉减退而皮肤灼伤。

☆ 患者取舒适体位，注意环境通风，温度湿度适宜，注意保暖，尤其防止腹部受凉。

☆ 施灸部位宜先上后下，先阳经后阴经，先灸头胸，后灸腹部背，最后四肢。

☆ 施灸过程中随时询问患者有无灼痛感，防止烫伤，观察病情变化及有无不适。

☆ 对于体弱患者，刺激量不宜过大，以防耗阴伤精及晕灸现象。

☆ 了解患者心理状态，鼓励患者保持平和的心境，避免情绪波动或萎靡。

☆ 饮食规律营养，避免饥饱无常，宜进食易消化食物，少食多餐。

☆ 提高自然杀伤细胞活性，可于每天午饭后服用人参黄芪粥。

第三节　女性健康

一、月经不调

什么是月经不调

从古至今，月经不调都属于妇科常见疾病，中医及西医对月经不调的病因都有多种认识。不仅表现为月经周期的不规律，月经不调还会影响到女性心理健康，久之甚至会引发其他疾病。

中医妇科中月经不调的含义有广义与狭义之分，广义的月经不调，泛指一切月经病；狭义的月经不调仅仅指月经的周期、经色、经量、经质出现异常改变，并伴有其他症状。我们所要介绍的月经不调是以月经周期异常为主要症状，通常伴随经量、经色、经质的异常，属于狭义上的月经不调，在治疗时需要全面分析。根据临床表现，月经不调通常可分为月经先期（经早）、月经后期（经迟）、月经先后无定期（经乱）。

什么原因会导致月经不调

中医认识：

☆ 月经先期的患者多数因为平素体质阳盛，或者过食辛辣导致助热生火；或者因平素情志急躁或抑郁，导致肝郁化火，热扰血海；或因久病导致体内阴液亏虚，内生虚热，扰动冲任；或者因饮食不节，劳倦过度，思虑过度耗伤脾气，脾气虚弱则血液统摄无权，溢出脉道；或因先天不足，肾气虚弱，封藏失调，冲任不固。

☆ 月经后期的患者多因外感风寒，过食生冷食物，导致寒邪凝滞血脉；或久病损伤阳气，阳气不足导致无法推动血液运行；或久病体虚，阴血损伤，血少则月经不能按时以下，或饮食劳倦伤脾，影响到脾的生化功能，导致气血津液生成不足，而致月经后期。

☆ 月经先后无定期的患者多数因情志不佳，肝的疏泄功能不及而导致月经后期，肝气郁滞而化火，或易扰动冲任而导致月经先期；或因患者平素体弱，重病久病，使肾气不足，行血无力，或精血不足，血海空虚则导致月经后期，若肾阴亏虚，阴虚而虚火内扰，从而导致月经先期。

西医认识：

月经受垂体前叶和卵巢分泌的激素的调节，而呈现周期性子宫腔出血。如果下丘脑–垂体–卵巢三者之间的动态关系失于平衡，则导致其功能失常，发生月经不调。

艾灸在月经不调中的应用

中医认为，脏腑气血失调、冲任二脉不通是月经不调的重要原因。艾主百病，灸效多端，艾灸能宣通气血，温养经络，发挥养血和血、温经散寒、调理冲任的功效，对于脏腑失调、冲任受损而引起的月经不调，有标本兼治的作用。临床上应四诊合参，分清疾病的虚实寒热，遵循中医辨证论治的原则，科学使用艾灸治疗，使艾灸治疗更好地惠及万家。

❂ 可选用艾灸

• 月经周期提前，可伴经量增多，月经色淡红、质清晰，多伴有腹胀纳少，食后胀甚，肢体倦怠，神疲乏力，少气懒言等症状，形体消瘦，或肥胖浮肿，舌淡红、苔薄白，脉细弱，属于脾气虚证。

• 月经周期提前，月经量或多或少、色淡暗、质清稀，腰膝酸软，头晕耳鸣，面色晦暗或有暗斑，舌淡暗、苔白润，脉沉细，属于肾气虚证。

• 月经周期延后，经血色暗淡、经量少、可夹杂有血块，多伴小腹冷痛，得热痛减，或畏寒肢冷，面色苍白，舌质淡暗、苔薄白，脉沉紧，属于实寒证。

• 月经周期延后，经量少、经血色淡、质清稀，小腹绵绵作痛，喜热熨，按之痛减，腰酸无力，小便清长，大便稀溏，舌质淡、苔薄白，脉沉迟或细弱，属于虚寒证。

• 月经周期延后，经量少、经血色淡红、质清稀，头晕眼花或心悸少寐，面色苍白或萎黄，舌质淡红、苔薄，脉细弱，属于血虚证。

• 月经周期提前或延后，伴有月经量或多或少、颜色暗红、有血块，经行不畅，伴有胸胁、乳房、少腹胀痛，脘闷不舒，时叹息，暖气食少，苔薄白或薄黄，脉弦，属于肝郁证。

• 月经周期提前或延后，伴小腹疼痛，按之疼痛加重，或有胸胁、乳房胀痛，胃脘部胀闷不适，舌质紫黑或有瘀点，舌薄白或薄黄，脉弦涩，属于气滞血瘀证。

• 月经周期提前或延后，伴月经量少、经血色淡、质稀，头晕耳鸣，腰部酸痛，小便频，舌质淡、苔薄，脉沉细，属于肾虚证。

✪ 不宜艾灸

月经不调中因素体阳虚，或者情志急躁或抑郁，心情容易烦躁，伴随口干渴，口苦，头胀痛，面色发红等症状，属于阳盛体质或肝郁化火证。

❀ 艾灸治疗

» **常用穴位**

关元穴、气海穴、三阴交穴。

» **穴位定位**

关元穴：在下腹部，前正中线上，当脐中下3寸。

气海穴：在下腹部，前正中线上，当脐中下1.5寸。

三阴交穴：在小腿内侧，当足内踝尖上3寸，胫骨内侧缘后方。

» **穴位功效**

任脉直通胞宫，关元穴、气海穴位于任脉，是调理冲任的要穴；气海穴又可以益气调经，三阴交穴调理肝脾肾三脏气血，为调经之要穴，二穴相配，气血调和，则月经按时以下。

» **操作方法**

三阴交穴可使用温和灸，关元穴、气海穴可使用艾灸盒灸或者隔姜灸，于月经来潮前一周开始艾灸至月经结束，每次选取1~2个穴位，每天灸1次，每穴可灸15分钟左右，总的艾灸时间不超过半小时。

» **其他穴位**

月经先期气虚大便不成形、易困乏者可配合艾灸脾俞穴、足三里穴，有调理脾胃、补益气血的功效；月经后期怕冷比较明显可加灸腰阳关穴，有温经散寒之功效；月经先后无定期者有胃胀不舒，喜欢叹息者，加灸太冲穴，有疏肝理气、调和气血之功效；肾虚腰酸明显者加灸肾俞穴、命门穴，有温肾助阳、强壮筋骨的功效。

脾俞穴：在背部，当第11胸椎棘突下，旁开1.5寸。

足三里穴：在小腿前外侧，当犊鼻穴下3寸，距胫骨前缘1横指（中指）。

腰阳关穴：在腰部，后正中线上，第4腰椎棘突下凹陷中。

太冲穴：在足背处，第1、2跖骨结合部之前凹陷处。

肾俞穴：在腰部，第2腰椎棘突下，旁开1.5寸。

命门穴：在腰部，后正中线上，第2腰椎棘突下凹陷中。

温馨提示

☆ 月经不调的艾灸治疗，每天可艾灸1次或隔天1次，每次15~20分钟，一般需要坚持一段时间，期间也可以配合中药内服调理。

☆ 注意气候变化，适当增减衣服，避免过热、过凉招致外邪，引起月经病。

☆ 注意饮食定量，避免暴饮暴食，忌生冷寒凉之品，以免损伤脾胃造成月经不调。

☆ 注意经期保暖，避免吃生冷食物，避免淋雨涉水，避免过度劳累、剧烈运动及情绪刺激。

☆ 保持心情舒畅，避免忧思郁怒，不宜劳累过度。

二、痛经

什么是痛经

很多女性都有过痛经的经历，医学调查显示，痛经在中国女性人群中发生率为33.1%，即约每3个女性中就有1个女性经历过痛经，因此大家对痛经应该不陌生。痛经一般是在来月经时或者月经前后反复发作的小腹部疼痛、坠胀感，有的人还伴有腰酸，疼痛剧烈时可出现恶心呕吐、面色苍白、出冷汗，甚至发生晕倒等症状，严重的痛经常常影响到女性的生活质量。痛经的一大特点是随着经血的排出，月经结束后疼痛可明显缓解。

有的人第1次来月经就出现痛经，而有的人原本不痛经，在很多年之后才出现痛经，这是为什么呢？从西医学上来讲，痛经可分为原发性痛经和继发性痛经两种。原发性痛经是指生殖器官没有器质性病变，自月经第1次来潮时或者第1次来潮结束后3年内就伴有的痛经，占痛经病的53.2%，年轻女性人群中原发性痛经的发生比例高达90%。继发性痛经的患者是指起初并没有痛经症状，后来由盆腔器质性疾病比如盆腔子宫内膜异位症、子宫腺肌病、慢性盆腔炎等引发痛经，并且疼痛多剧烈，治疗继发性痛经要重视原发病的治疗。

🐝 什么原因会导致痛经

☆ 平素体质虚弱，或者产后、久病之后身体亏虚，或是经常熬夜、过于劳累，耗伤了气血，导致子宫缺乏气血的滋养而出现痛经。

☆ 爱吃冷饮，久处空调环境，或穿衣单薄致使寒气积聚。

☆ 精神压力较大、过度紧张、焦虑、急躁、爱生闷气，肝气郁滞致使全身气血运行不通畅，所以影响了经血的通畅。

☆ 平素久坐、缺乏运动等使气血运行瘀滞，影响了经血的顺畅。

☆ 患有妇科疾病，如子宫内膜异位症、子宫腺肌病、子宫肌瘤、盆腔炎等。

🐝 艾灸在痛经中的应用

艾灸具有温经散寒、行气通络等功效，在临床上广泛应用于痛经的治疗，疗效令人满意。痛经的患者不能来医院就诊时，自己在家做艾灸也是一种很好的治疗方法，然而有的患者进行艾灸后并未有缓解，甚至有加重或经期延长或口干等症状出现。那么，什么样的痛经适合艾灸呢？哪些痛经不适合艾灸呢？

❂ 可选用艾灸

• 小腹或者腰部胀痛伴有下坠感，局部怕冷、摸着冰凉，热敷后疼痛会减轻，身体或手脚发凉，经血有暗红色的血块，舌暗红、苔白腻，脉沉紧，属于寒凝血瘀证。

• 小腹部胀痛，有时连带到侧胸、乳房，经血紫暗、有血块，血块排出后疼痛能缓解，舌紫暗或者有瘀斑，脉沉弦，属于气滞血瘀证。

• 小腹或者腰部隐痛，面色苍白或者萎黄，讲话声音低弱，容易疲倦，睡眠差，大便稀或不成形，经血量少、颜色淡，舌质淡、舌体胖大边有齿痕，脉细无力，属于气血不足证。

• 小腹或者腰部隐隐作痛，月经量少、色红，伴有头晕耳鸣，舌淡、苔薄，脉沉细，属于肝肾不足证。

以上情况，我们可以运用艾灸温经散寒、活血化瘀、鼓舞正气、调和气血的功效来治疗痛经。

❂ 不宜艾灸

• 爱生闷气，心情容易烦躁，口干渴，口苦，头胀痛，面色发红，属于肝郁化火证。

• 月经量少、颜色红，易心烦、心里不踏实，手脚心发烫，入睡后多汗，醒来发现枕巾有汗迹，时常口渴，属于阴虚火旺证。

艾灸治疗

» **常用穴位**

关元穴、三阴交穴、地机穴、次髎穴。

» **穴位定位**

关元穴：在下腹部，前正中线上，当脐中下3寸。

三阴交穴：在小腿内侧，当足内踝尖上3寸，胫骨内侧缘后方。

次髎穴：在骶部，当髂后上棘内下方，适对第2骶后孔。

地机穴：在小腿内侧，阴陵泉穴下3寸。

» **穴位功效**

关元穴为任脉经穴，任脉直通胞宫，故灸此穴能够散寒、温养胞宫；次髎穴活血通经；三阴交穴、地机穴可以调理肝脾肾三脏气血，气血和则疼痛止。四穴合用可以使得血行畅通、气血充盈、胞宫温暖。

» **操作方法**

三阴交穴、地机穴可使用温和灸，关元穴、次髎穴位可使用艾灸盒灸，可从上述穴位中选2个进行艾灸，于月经来潮前一周开始艾灸至月经结束，隔天灸1次，每穴可灸15分钟左右，总的艾灸时间不超过半小时。

» **其他穴位**

腰膝酸冷时可加灸肾俞穴、命门穴，有温肾助阳、强壮筋骨的功效；恶心呕吐时加灸中脘穴，有和胃健脾、降逆利水的功效；大便稀不成形，容易困乏加灸脾俞穴、足三里穴，有调理脾胃、补益气血的功效。

肾俞穴：在腰部，第2腰椎棘突下，旁开1.5寸。

命门穴：在腰部，后正中线上，第2腰椎棘突下凹陷中。

中脘穴：在腹部，前正中线上，脐中上4寸。

脾俞穴：在背部，第11胸椎棘突下，旁开1.5寸。

足三里穴：在小腿前外侧，当犊鼻穴下3寸，距胫骨前缘1横指（中指）。

温馨提示

☆艾灸治疗多在月经前1周开始，疼痛明显时可以增加艾灸次数，比如每天可艾灸1~2次，一般需要坚持3个月经周期，无痛经出现时可以停止治疗。

☆ 原发性痛经，艾灸效果显著；对于继发性痛经，艾灸缓解症状后应积极治疗原发性疾病。

☆ 注意经期保暖，可热敷小腹部；饮食宜温热，可适量饮用姜汁红糖水。

☆ 经期避免吃生冷食物，避免淋雨涉水，避免过度劳累、剧烈运动及情绪刺激。

三、崩漏

🐝 什么是崩漏

崩漏一般多见于青春期和围绝经期妇女，主要是指妇女在非月经期间阴道大量出血，或阴道流血淋漓不断。临床以阴道出血为主要表现，没有明显的周期性，不在正常的月经期内。来势急，出血量多的称"崩"；出血量少或淋漓不断的称"漏"。崩与漏虽出血情况不同，但在发病过程中两者常互相转化，如崩血量渐少，可能转化为漏，漏势发展又可能变为崩，因此临床上经常以崩漏并称。

崩漏可见于西医学上的功能失调性子宫出血，主要是由于调节生殖的神经内分泌机制失常而导致的异常子宫出血，全身及内外生殖器官一般没有器质性病变。崩漏是妇女月经病中较为严重复杂的一个症状，病情常反复缠绵，是妇科治疗的重点及难点。

🐝 什么原因会导致崩漏

☆ 平素体质阳气偏盛，加上感受热邪，多吃辛辣食物，可导致冲任损伤、经血不能固摄。

☆ 容易紧张，焦虑，急躁，爱生闷气，情志抑郁，肝郁化火影响了肝主藏血的功能，导致血不循经。

☆ 产后恶露没有干净，瘀血阻滞冲任，发为崩漏。

☆ 忧虑，焦虑，容易多想，损伤脾气，脾主统血的功能受到影响，导致冲任不固。

☆ 平素体质表现为肾阳亏虚以及肾阴不足的患者，肾阳亏损影响了肾主封藏的功能，肾阴不足可以导致虚火扰动经穴，使冲任不固而发病。

🐝 艾灸在崩漏中的应用

大家都知道艾灸可以起到扶正祛邪、调经止血的作用，因此可选择艾灸治疗崩漏，可以改善患者气虚、气郁、血瘀等症状，但是不是所有的崩漏都可以用艾灸来治疗，下面来了解下哪些崩漏可以配合艾灸来治疗。

✪ 可选用艾灸

• 经血非时而下，出血量多，淋漓不尽，月经颜色淡质稀，患者往往有腰痛如折、畏寒肢冷等出现，可能还伴有小便清长，大便溏薄，面色晦暗，舌淡暗、苔薄白，脉沉弱，属于肾阳虚证。

• 经血非时而下，量多如崩，或淋漓不断，月经颜色淡、质稀，患者往往有神疲体倦、气短懒言、不思饮食、四肢不温等症状，面色淡黄，舌淡胖、苔薄白，脉缓弱，属于脾虚证。

• 经血非时而下，量多或少，淋漓不净，经血颜色紫暗伴有血块，患者有时还有小腹疼痛拒按等症状，舌紫暗或有瘀点，脉涩或弦涩有力，为血瘀证。

以上情况，我们可以运用艾灸温肾助阳、健脾益气、活血化瘀、调和气血的功效来治疗崩漏。

✪ 不宜艾灸

• 平素有头晕耳鸣、腰酸膝软等症状，而且手脚心发热，两个颧骨潮热并伴有嘴唇发红的患者，属于肾阴虚证。

• 容易心烦，且睡眠质量较差，口渴喜欢喝冷饮，伴有头晕脸红，舌红、苔黄，脉滑数，属于血热证。

🐝 艾灸治疗

» 常用穴位

关元穴、三阴交穴、隐白穴、地机穴。

» 穴位定位

关元穴：在下腹部，前正中线上，当脐中下3寸。

三阴交穴：在小腿内侧，当足内踝尖上3寸，胫骨内侧缘后方。

隐白穴：在足大趾末节内侧，距趾甲角侧后方0.1寸。

地机穴：在小腿内侧，当内踝尖与阴陵泉穴的连线上，阴陵泉穴下3寸。

» 穴位功效

关元穴为任脉穴，可直通胞宫，是调理冲任的要穴；三阴交穴为足三阴经交会穴，可清泻三经湿、热、瘀等病邪；隐白穴为足太阴脾经的井穴，是治疗崩漏的经验穴；地机穴为足太阴脾经郄穴，可促进脾之统血作用；诸穴合用可以使得血行经脉，冲任可固。

» 操作方法

关元穴可使用艾灸盒灸或者隔姜灸，关元穴、三阴交穴、隐白穴、地机穴可使用温和灸，于月经来潮前一周开始艾灸至月经结束，每天灸1次，每次选取1~2个穴位，每穴可灸15分钟左右，总的艾灸时间不超过半小时，月经来潮时经量多者可暂停艾灸治疗。

» 其他穴位

月经淋漓不尽，伴有大便不成形、容易疲倦者可配合艾灸足三里穴，有调理脾胃、补益气血的功效；月经淋漓不尽，怕冷比较明显可加灸腰阳关穴、肾俞穴，有温经散寒，补肾助之功效；月经淋漓不尽，伴有腹痛明显、经期血块明显者加灸血海穴，有活血祛瘀之功效。

足三里穴：在小腿前外侧，当犊鼻穴下3寸，距胫骨前缘1横指（中指）。

腰阳关穴：在腰部，当后正中线上，第4腰椎棘突下凹陷中。

肾俞穴：在腰部，第2腰椎棘突下，旁开1.5寸。

血海穴：在大腿内侧，髌底内侧端上2寸，当股四头肌内侧头的隆起处；屈膝取穴。

❋ 温馨提示

☆ 育龄妇女和绝经期妇女反复多次出血，需要做妇科检查以明确诊断，排除癌性病变。

☆ 大量出血，出现虚脱时应及时去医院采取抢救措施。

☆ 崩漏患者宜避高温或过食辛烈香燥之物，忌食生冷，避免淋雨涉水，避免过度劳累、剧烈运动及情绪刺激。

☆ 必要时应卧床休息或住院治疗，严禁房事，加强营养。

四、不孕症

❋ 什么是不孕症

不孕症是一个困扰着许多家庭的疾病，这种疾病的出现，不仅让男女双方无法感受到做父母的快乐，还导致很多家庭的破裂，大家对此病的原因有很多疑问，下面我们来了解下这个疾病。

不孕症是指育龄期女性有正常性生活，未避孕达1年以上而未孕，本书主要介绍女性不孕相关治疗。中医将不孕症分为"全不产""断绪"，即西医学的原发不孕及继发不孕。原发不孕为无避孕而从未怀孕；继发不孕为曾经怀孕，后未避孕1年不孕。不同人种和地区之间不孕症的发病率差异并不大，我国不孕症的发病率为7%~10%。

🐝 什么原因会导致不孕症

不孕症对患者的身体危害是巨大的，如果长期治疗不到位，还会影响患者的心理健康。长期精神压力过大，对于患者是百害无一利的。为此，需要明确了解其病因后开始治疗。西医学认为导致女性不孕的原因包括输卵管、卵巢、子宫、宫颈、阴道等因素，可简单概括为以下几方面。

☆ 排卵功能障碍

占女性不孕的25%~35%，主要的表现就是月经周期中无排卵，或虽然有排卵，但排卵后黄体功能不健全。常见的原因包括：①下丘脑病变：如低促性腺激素性无排卵；②垂体病变：如高催乳素血症；③卵巢病变：如多囊卵巢综合征、早发性卵巢功能不全及先天性性腺发育不全等；④其他内分泌疾病：如先天性肾上腺皮质增生症和甲状腺功能异常等疾病。

☆ 生殖器官因素

常见的就是先天性发育异常或后天性生殖器官病变，阻碍外阴至输卵管的生殖通道通畅和功能，妨碍精子与卵子相遇，导致不孕。

☆ 免疫学因素

该因素是指女性生殖道或血清中存在有抗精子抗体，引起精子互相凝集，丧失活力或死亡，导致不孕。此外，部分不孕妇女的血清中存在有对自身卵子透明带抗体样物质，可阻碍精子穿透卵子受精，亦可引起不孕。

☆ 人工流产

多次人工流产易导致盆腔附件炎，输卵管发炎后堵塞，发生的不孕。人工流产时的高活性子宫内膜碎片，非常容易转移到盆腔内种植形成子宫内膜异位症，导致不孕症。并且反复人工流产还会使子宫内膜变得很薄，日后一旦怀孕，胚胎就像沙地里的小苗，得不到充分的养分，容易发育不良，自行流产。

☆ 其他因素

如性生活失调、性知识缺乏、全身系统性疾病及不明原因等引起的不孕占不孕症病因的1/3左右。

🐝 艾灸在不孕症中的应用

女性具有经、带、胎、产等特殊生理过程，加上现代社会生活节奏过快，很多女性日常生活中饮食无规律，又肩负工作、家庭的双重压力，正气容易不足，往往比其他人群更易受到风、寒、暑、湿等外邪的侵害。邪气侵袭胞宫，导致气机失调、经络不通、免疫力低下、内分泌失调等失衡状态。艾灸可增强脾肾功能，提高免疫力。用艾条熏灼女性保健要穴来温宫暖肾，可达到温经散寒、生化气血、化瘀止痛、调节内分泌的功效。

✪ 可选用艾灸

• 婚后不孕，伴有月经量少色淡，头晕耳鸣，腰酸怕冷，小腹冷感，白带量少、清稀，性欲淡漠，大便或溏，舌淡、苔薄白，脉沉细，属于肾阳亏虚证。

• 婚后不孕，月经后期，量少色淡，白带量多、黏腻，形体肥胖，胸闷口腻，苔薄白腻，脉滑，属于痰湿内阻证。

• 婚后不孕，月经先后无定期，经量或多或少，色暗红有块，情志不畅，经前乳胀胁痛，月经期小腹胀痛。苔薄，脉弦，属于肝气郁滞证。

• 婚后不孕，经行量少，色紫有血块，下腹疼痛。舌紫暗或有瘀斑、苔薄，脉弦或涩，属于瘀滞胞宫证。

✪ 不宜艾灸

• 婚后不孕，经行先期色红，烦热口渴，头晕心悸，腰酸膝软。舌红、苔少，脉细数，属于肾阴亏虚证。

• 婚后不孕，平素情志急躁或抑郁，心情容易烦躁，口干渴，口苦，头胀痛，面色发红，属于肝郁化火证。

🐝 艾灸治疗

» **常用穴位**

关元穴、神阙穴、子宫穴、归来穴、肝俞穴、三阴交穴。

» **穴位定位**

关元穴：在下腹部，前正中线上，当脐中下3寸。

神阙穴：在腹中部，脐中央。

子宫穴：在下腹部，当脐中下4寸，前正中线旁开3寸。

归来穴：在下腹部，当脐中下4寸，前正中线旁开2寸。

肝俞穴：在背部，当第9胸椎棘突下，旁开1.5寸。

三阴交穴：在小腿内侧，当足内踝尖上3寸，胫骨内侧缘后方。

» 穴位功效

关元穴为任脉经穴，任脉直通胞宫，是调理冲任的要穴；神阙穴是人体长寿要穴；子宫穴、归来穴可化瘀而通胞络；肝俞穴疏肝理气，女子以肝为先天；三阴交穴调理肝脾肾三脏气血，为调经之要穴，气血调和，则月经按时以下。诸穴合用共奏调理冲任、疏肝理气、摄精成子之功。

» 操作方法：

关元穴、神阙穴、子宫穴、归来穴、肝俞穴、三阴交穴可使用艾灸盒灸、隔姜灸或者隔附子饼灸，于月经来潮前一周开始艾灸至月经结束，每天灸1次，每穴可灸15分钟左右，总的艾灸时间不超过半小时。

» 其他穴位：

平素小腹冷痛伴有腰酸怕冷，头晕耳鸣，可配合艾灸肾俞穴、腰阳关穴，有温肾助阳、调补冲任之功效；平素形体偏胖，口中黏腻，苔薄白腻，脉滑可配合艾灸丰隆穴、足三里穴，有调理脾胃、化痰祛浊之功效；经前乳胀胁痛，行经少腹胀痛，平素喜叹息加灸太冲穴，有疏肝理气、调和气血之功效；行经时月经量少，伴有小腹疼痛，痛有定处，加灸血海穴，有活血化瘀的功效。

肾俞穴：在腰部，第2腰椎棘突下，旁开1.5寸。

腰阳关穴：在腰部，当后正中线上，第4腰椎棘突下凹陷中。

丰隆穴：在小腿前外侧，当外踝尖上8寸，距胫骨前缘2横指（中指）。

足三里穴：在小腿前外侧，当犊鼻穴下3寸，距胫骨前缘1横指（中指）。

太冲穴：在足背侧，第1、2跖骨间，跖骨底结合部前方凹陷处。

血海穴：屈膝在大腿内侧，髌底内侧端上2寸，股四头肌内侧头的隆起处。

☙ 温馨提示

☆ 引起不孕的原因有很多，男女双方皆应查明原因，以便针对性治疗。

☆ 应重视排卵期的治疗，即月经周期的第12天开始，连续治疗3~5天，以促进排卵。

☆ 保持心情舒畅，避免忧思郁怒，不宜劳累过度，这也需要家人的配合，家庭关系和睦也能提高受孕儿率。

☆ 控制体重，多运动，坚持锻炼，合理控制饮食。

☆ 远离环境污染，及时治疗妇科疾病，改正不良的生活习惯。

五、胎位异常

什么是胎位异常

很多女性在怀孕期间，最为担心的就是胎儿的健康和胎位是否正常。因为如果出现胎位异常，会给孕妇的生产造成一定的困难，严重的可导致难产。所以我们一起来了解下胎位异常。

胎位异常一般指妊娠30周后，胎儿在子宫体内的位置不正，较常见于腹壁松弛的孕妇和经产妇。胎位异常包括臀位、横位、枕后位、颜面位等。以臀位多见，而横位危害母婴最剧。由于胎位异常将给分娩带来不同程度的困难和危险，故应定期产检，早期纠正胎位，对难产的预防有着重要的意义。

什么原因会导致胎位异常

☆ 孕妇羊水过多或过少时，亦会因胎儿活动范围过大或过小而使得臀先露等胎位异常的发生率较高。

☆ 多胎也会造成胎位不正，与羊水过少的情况相似，都是因为胎儿在宫腔内活动范围过小，无法正常活动而引起的。

☆ 由于脐带太短，胎儿发育得不到足够的营养，导致胎儿生长过慢，影响了活动范围，使活动空间变大，引起了胎位不正的现象。

☆ 子宫腔的空间变化，比如子宫畸形、胎儿畸形，因为胎儿在宫腔内的活动范围发生变化，所以产生胎位不正的现象。

艾灸在胎位异常中的应用

中医学称胎位异常为倒产、横产、偏产、胎不正，认为妇女妊娠后期气血亏虚，胎气不足影响胞宫的正常活动，导致胎位辗转异常，影响胎儿转运导致胎位不正。艾灸具有温经散寒、行气通络、培育元气等功效，在临床上可帮助调整胎位，对治疗胎位异常有特定的疗效。

✿ 可选用艾灸

• 妊娠后期，胎位不正，精神倦怠，少气懒言，小腹下坠，面色㿠白，舌淡、苔白，脉细，属于气虚证。

• 妊娠后期，胎位不正，胁肋胀痛，时轻时重，精神抑郁，胸闷嗳气，苔薄微腻，脉弦滑，属于气滞证。

🔥 艾灸治疗

» 常用穴位

至阴穴。

» 穴位定位

至阴穴：在足小趾外侧趾甲角旁侧后方0.1寸。

» 穴位功效

至阴穴是足太阳膀胱经井穴，与足少阴肾经相连，具有疏通经络、调整阴阳、纠正胎位的功能。

» 操作方法

操作时孕妇先排空小便，解松腰带，正坐于靠椅背上或半仰卧于床上屈膝，用艾条性温和灸或雀啄灸，每次灸15~20分钟，每天1~2次，3天后复查，至胎位转正为止。也可以用艾炷灸，用黄豆大艾炷放置于双侧至阴穴，燃至局部有灼热感，即除去艾灰，每次灸7~9壮，每天1次，3天后复查。

» 其他穴位

腰酸时可加灸肾俞穴、太溪穴，有温肾助阳、强壮筋骨的功效；纳差乏力加足三里穴、三阴交穴，有调理脾胃、补益气血的功效。

肾俞穴：在腰部，第2腰椎棘突下，旁开1.5寸。

太溪穴：在足内侧，内踝后方与脚跟骨筋腱之间的凹陷处。

足三里穴：在小腿前外侧，当犊鼻穴下3寸，距胫骨前缘1横指（中指）。

三阴交穴：在小腿内侧，当足内踝尖上3寸，胫骨内侧缘后方。

🌿 温馨提示

☆ 艾灸至阴穴矫正胎位成功率较高，一般超过自然恢复率，艾灸治疗简便、安全，对胎儿孕妇均无不良影响。在治疗期间，孕妇配合膝胸卧位，排空小便，每天2次，每次15分钟左右，效果更佳。

☆ 注意艾灸治疗的时机，妊娠32~38周是转胎的最佳时机。

☆ 因子宫畸形、骨盆狭窄、肿瘤，或胎儿本身因素引起的胎位不正，或习惯性早产、妊娠毒血症，不宜采用艾灸治疗。

六、产后缺乳

🌸 什么是产后缺乳

产后缺乳主要症状为乳汁分泌不足。若是产后两三天乳汁分泌少为正常现象，若是长期分泌比较少，甚至根本没有乳汁，则需要进行调理。产妇缺乳的程度及情况各不相同，有的产妇自开始哺乳时便缺少乳汁，之后稍多但仍不充足；有的产妇一直没有乳汁，完全不能喂养婴儿；有的产妇开始可以正常哺乳，由于高热或者情绪变化过大等原因，出现乳汁骤少，不足以喂养婴儿。

🌸 什么原因会导致产后缺乳

产后乳腺泌乳是一个复杂的神经体液调节的结果，分泌乳汁主要与体内垂体催乳素有关，但哺乳的吸吮刺激对产后乳汁更为重要，不断排空乳房也是泌乳的重要条件之一。另外泌乳还与乳母的精神、情绪、营养状况、休息和劳动都有关系。任何精神上的刺激如忧虑、惊恐、烦恼、悲伤，都会减少乳汁分泌，常见原因有以下几个方面。

☆ 素体脾胃虚弱，或者产后孕期调摄失宜，或者产后容易多想，导致气血生化不足。

☆ 产妇年岁已高，本身气血不足，加上产后失血等因素，导致气血不足，引起产后缺乳。

☆ 精神因素影响快节奏的现代生活，紧张的工作环境等客观因素，使人的情绪产生了极大的波动，烦躁、惊喜、忧愁、郁闷等情绪随时都可能发生，导致气机不畅，乳络不通，乳汁运行受阻，导致缺乳、少乳。

🌸 艾灸在产后缺乳中的应用

中医认为，产后缺乳可分为虚实。虚者多为气血虚弱，乳汁生化来源不足所致，此种缺乳除了乳汁比较少外，往往没有其他不适症。实者，多由气滞血瘀多导致。若是由气滞血瘀乳汁凝滞导致的，除了乳汁比较少外，还会有乳房胀痛、乳房疼痛等症。艾灸有补中益气，行气活血之功效，因此临床上常用于产后缺乳的治疗。

✪ 可选用艾灸

• 产妇哺乳时，乳汁不充或全无，不足以喂养婴儿，乳汁清稀，乳房不胀而软，产后恶露量多或不止，面色少华，神疲乏力，食欲不振，舌淡白或胖、苔白，脉细弱，属于气血虚弱型。

• 产后乳汁甚少或全无，或平日乳汁正常或偏少，突然七情内伤后，乳汁骤少或点滴全无，乳汁稠浓，乳房胀硬而痛，或有精神抑郁，胸胁胀痛，食欲减退，舌暗红或尖边红、苔微黄，脉弦数，属于肝郁气滞型。

以上情况，我们可以运用艾灸温经散寒、行气活血的功效来治疗产后缺乳。

🌿 艾灸治疗

» 常用穴位

乳根穴、膻中穴、少泽穴。

» 穴位定位

膻中穴：在胸部，当前正中线上，平第4肋间，两乳头连线的中点。

乳根穴：在胸部，当乳头直下，乳房根部，第5肋间隙，距前正中线4寸。

少泽穴：在手指，小指末节尺侧，指甲根角侧上方0.1寸。

» 穴位功效

乳根穴可调理阳明气血，疏通乳络；膻中穴为气会，功在调气通络；少泽穴为通乳的经验效穴。

» 操作方法

膻中穴、乳根穴可使用温和灸或者是艾盒灸；少泽穴用温和灸或雀啄灸。建议1天1次，每次2~3个穴位，每穴灸30~40分钟，10天为1个疗程。

» 其他穴位

气血不足，面色少华时可加灸脾俞穴、胃俞穴，有健脾化湿、温通气血的功效。情绪低落，胸胁胀痛，食欲减退加肝俞穴、太冲穴。

脾俞穴：在背部，当第11胸椎棘突下，旁开1.5寸。

胃俞穴：在背部，当第12胸椎棘突下，旁开1.5寸。

肝俞穴：在背部，当第9胸椎棘突下，旁开1.5寸。

太冲穴：在足背侧，第1、2跖骨结合部之前凹陷处。

温馨提示

☆ 产后缺乳应积极早期治疗，在乳少发生最迟不超过1周内及时治疗，缺乳时间越短效果越好。

☆ 让宝宝多吮吸是催奶的最佳方法，因为吮吸的过程能够促进乳母催乳素的分泌，而催乳素能促进乳汁的合成和分泌，所以只要宝宝想吃，就应该喂奶。

☆ 孕期应该做好乳头护理，保持乳头清洁，并用温开水清洗乳头，提倡早期哺乳、定时哺乳，促进乳汁的分泌。

☆ 多喝水和清淡的粥汤。乳汁中接近90%都是水分，所以充足的水分摄入有利于奶水的合成和分泌。

☆ 加强产后营养，多吃些鱼虾、畜禽瘦肉、蛋、奶和大豆等，这些食物可以提供大量优质蛋白（例如鲫鱼汤）。

☆ 多休息。充足的睡眠和休息有利于激素平衡，激素平衡有利于奶水的合成和分泌。

☆ 减压放松。当放松的时候，副交感神经兴奋，而副交感神经的兴奋可以促进乳汁分泌。

七、乳腺增生

什么是乳腺增生

乳腺增生症是女性最常见的乳腺疾病，其发病率占所有乳腺疾病的首位。近些年来该病发病率呈逐年上升的趋势，年龄也越来越低龄化。据调查约有70%~80%的女性都有不同程度的乳腺增生，多见于25~45岁的女性。大多女性因周期性的乳房胀痛和乳房肿块就诊，症状多与月经相关；一般体检时发现一侧或双侧乳腺有弥漫性增厚，可局限于乳腺的一部分，也可分散于整个乳腺，肿块呈颗粒状、结节状或片状，大小不一，质韧而不硬，增厚区与周围乳腺组织分界不明显，少数患者可有乳头溢液。

那么患上乳腺增生怎么办？不少女性都希望能拥有一对健康丰满的乳房，但伴随着乳房而来的乳腺疾病总会困扰着女性的健康，尤其是乳腺增生。但女性朋友在患上乳腺增生后不必过于恐慌，乳腺增生多数是良性的，只有极少数的情况下会出现恶性变。患上乳腺增生后注意调理，可以有效缓解增生症状。

🌸 什么原因会导致乳腺增生

✿ 精神因素

精神过于紧张、情绪过于激动等不良精神因素，都可能使本来应该复原的乳腺增生组织得不到复原或复原不全，久而久之，便形成乳腺增生，而且这些不良的精神刺激还会加重已有的乳腺增生症状。中医学认为，长期的郁闷，导致肝气不疏，加重乳腺增生。

✿ 饮食不合理

如脂肪摄入过多，可影响卵巢的内分泌，强化雌激素对乳腺上皮细胞的刺激从而导致乳腺增生。

✿ 内分泌失调

黄体素分泌减少、雌激素相对增多是乳腺增生发病的重要原因。正常情况下，在每一个月经周期里，进入青春期的女性的乳房腺泡、腺管和纤维组织，都要经历增生和复原的组织改变过程。

✿ 其他因素

如多次人流，不生育或30岁以上生育，不哺乳或过早断乳，夫妻性生活不和谐，乱吃含多类激素的保健品等；此外，长期穿着过紧的内衣，易压迫乳房淋巴和血液循环，有碍乳腺健康。

🌸 艾灸在乳腺增生中的应用

✪ 可选用艾灸

• 乳腺增生，平素有忧郁寡欢，心烦易躁，两侧乳房胀痛，局部可摸到肿块，其肿块常随情志波动而消长，每当月经前乳头、乳房胀痛更甚，经后可有所缓解，伴有双侧肋骨处胀闷不适，喜欢叹气，舌质淡、苔薄白，脉弦细，属于肝郁气滞证。

• 患者乳房结块时间较久，难以消除，乳房有胀痛或刺痛，触之肿块质地较硬，活动度较差。患者平时痰多、质黏稠，烦躁易怒，失眠多梦，情绪波动时症状加重，经行量少、色暗，舌质暗淡、苔薄黄腻，脉沉滑，属于痰瘀凝滞证。

✪ 不宜艾灸

多个乳房肿块，胀痛且伴烧灼感，同时可见头晕耳鸣，午后潮热，精神不振，虚烦不寐，激动易怒，口干或口苦，经期紊乱，小溲短少，大便干秘。舌质红、苔少，脉象细数，属于阴虚火旺证。

艾灸治疗

» 常用穴位

乳根穴、膻中穴。

» 穴位定位

膻中穴：在胸部，当前正中线上，平第4肋间，两乳头连线的中点。

乳根穴：在胸部，当乳头直下，乳房根部，第5肋间隙，距前正中线4寸。

» 穴位功效

乳根穴可调理阳明气血，疏通乳络；膻中穴为气会，功在调气通络。两穴配伍共奏行气通络、消肿散结之功效

» 操作方法

膻中穴、乳根穴可使用温和灸或者是艾盒灸，建议每天1次，每次2个穴位，每穴灸15分钟，总的艾灸时间不超过半小时，10天为1个疗程

» 其他穴位

情绪低落，双侧肋骨处胀痛明显，食欲减退加肝俞穴、太冲穴；平时痰多，质黏稠，烦躁易怒，失眠多梦配伍足三里穴、丰隆穴。

肝俞穴：在背部，当第9胸椎棘突下，旁开1.5寸。

太冲穴：在足背侧，第1、2跖骨结合部之前凹陷处。

足三里穴：在小腿前外侧，当犊鼻穴下3寸，距胫骨前缘1横指（中指）。

丰隆穴：在小腿前外侧，当外踝尖上8寸，距胫骨前缘2横指（中指）。

温馨提示

☆ 首先要明确乳腺增生的性质，如有乳房肿块要在明确诊断为良性乳腺增生和肿块的前提下，进行艾灸；并间隔2~3个月做乳房B超进行复查，排除肿块的变异。

☆ 建立良好的生活方式，调整好生活节奏，保持心情舒畅。积极参加社交活动，避免和减少精神、心理紧张因素。

☆ 生活要有规律、劳逸结合，作息时间规律，不要熬夜。作息不规律会使激素分泌紊乱，加重乳腺增生。规律性生活不仅使心情愉悦，而且利于女性

体内激素平衡。

☆ 减少体内雌激素的产生。体内脂肪代谢产物是产生雌激素的原料，可加重乳腺增生，因此要避免过于油腻的食物，多运动，消耗过多的脂肪，预防乳腺增生加重。

☆ 控制雌激素摄入。禁止滥用避孕药物及含雌激素的美容用品，远离含有激素的饲料喂养的家禽、水产品，慎用含有雌激素的保健品，慎用激素替代疗法缓解围绝经期症状。

八、子宫脱垂

什么是子宫脱垂

子宫脱垂中医称为阴挺，主要常见于中老年妇女，是指子宫位置沿阴道下降，宫颈达到坐骨棘水平以下，甚至子宫全部脱出到阴道口外。主要表现为腰骶部酸痛、阴道异物及下坠感，站立过久或劳累后更加明显，卧床休息后缓解，严重者会伴随尿失禁、尿路感染等，严重影响了生活质量及心理健康。

什么原因会导致子宫脱垂

中医认为，子宫脱垂多因生产时耗气过多；或因产时护理不当，会阴撕裂损伤，维持子宫的筋脉肌肉受损，不能荣养子宫；或因产后过度操劳损伤元气；或因平素体虚，脾胃虚弱，中气不足，无法支撑子宫等组织结构；或因先天禀赋不足，肾阳亏虚，肾脏封藏固摄的功能受损。

西医学认为怀孕和分娩是导致子宫脱垂的最主要原因。一般情况下，多次生育的女性发生子宫下垂的可能性更大。但是，即使是第1次怀孕，也有可能发生子宫下垂。因为怀孕后期以及巨婴等生产伤害也都可能会损伤到盆底肌肉及韧带；或者月子里过早下床做家务、过早负重劳动等也会影响到盆腔组织张力的恢复而会发生子宫脱垂；其次长期慢性咳嗽、腹腔积液、腹型肥胖、长期便秘等会使腹压增高及盆底组织发育不良也会造成子宫脱垂。

艾灸在子宫脱垂中的应用

❁ 可选用艾灸

• 子宫下移，或脱出阴道口外，劳则加剧，小腹下坠，神倦乏力，少气懒言，小便频数，或带下量多、色白、质稀，面色少华，舌淡、苔薄，脉缓弱，属于气虚证。

- 子宫下移，或脱出阴道口外，小腹下坠，小便频数，腰酸腿软，头晕耳鸣，舌淡、苔薄，脉沉细，属于肾虚证。

以上情况，我们可以利用艾灸益气升提、补肾固脱的功效，减轻患者子宫脱垂症状。

✪ 不宜艾灸

- 长期有糖尿病的患者，特别是伴有皮肤病变或末端神经血管炎的患者，要注意艾灸的时间，避免烫伤皮肤。
- 伴有高血压或其他内外科疾病证，属于阴虚火旺或肝阳上亢者，艾灸要在针灸科医生指导下使用。

🐝 艾灸治疗

> 常用穴位

百会穴、气海穴、维道穴、子宫穴、三阴交穴。

> 穴位定位：

百会穴：在头部，前发际正中直上5寸，或两耳尖连线中点处。

气海穴：在下腹部，前正中线上，当脐中下1.5寸。

子宫穴：在下腹部，当脐中下4寸，中极穴旁开3寸。

三阴交穴：在小腿内侧，当足内踝尖上3寸，胫骨内侧缘后方。

维道穴：腹部，髂前上棘前下方凹陷处，五枢穴前下0.5寸，对腹股沟处。（注：五枢穴位于髂前上棘内侧凹陷中，约平脐下3寸处。）

> 穴位功效

百会穴位于颠顶，为督脉穴位，可振奋阳气，升举阳气；气海穴为任脉经穴，能益气固胞；维道穴为足少阳与带脉之会，可维系带脉，固摄胞宫；子宫穴乃经外奇穴，是治疗子宫脱垂、阴挺有效穴；三阴交穴健脾益气，有加强气海穴升举子宫的作用。

> 操作方法

在艾灸的时候首先把维道穴、三阴交穴位用艾条做温和灸、回旋灸、雀啄灸，接下来的其他穴位可以用艾盒灸或做隔姜灸，每天需要进行1次，每次选取2个穴位，每穴15~20分钟，一般连续使用10次1个疗程，总的艾灸时间不超过半小时。

> 其他穴位

脾胃虚弱、便溏可加灸脾俞穴、足三里穴有补中益气之功效；腰膝酸软加关元穴、肾俞穴有补肾纳气、益气固脱之功效。

脾俞穴：在背部，当第11胸椎棘突下，旁开1.5寸。

足三里穴：在小腿前外侧，当犊鼻穴下3寸，距胫骨前缘1横指（中指）。

关元穴：在下腹部，前正中线上，脐中下3寸。

肾俞穴：在腰部，第2腰椎棘突下，旁开1.5寸。

温馨提示

☆ 艾灸治疗子宫脱垂的患者可结合服用补中益气丸以提高疗效。

☆ 要注意积极治疗慢性病，如咳嗽、支气管炎、便秘等，主要是为了防止腹压增加导致子宫脱垂的症状变严重，不利于治疗。

☆ 注意锻炼身体，增强体质，提高抗病能力。

☆ 可配合提肛锻炼，用力收缩肛门，每次连续进行10分钟左右，每天2~3次。

☆ 治疗期间避免负重、下蹲过久，应禁房事。

第四节 男性健康

一、前列腺增生

什么是前列腺增生

前列腺增生，常称作良性前列腺增生，是中老年男性常见疾病之一，发病率随年龄增长而增加。常见的临床表现是尿频、尿急、排尿费力、尿后滴沥不尽、夜尿增多等。其中尿频是前列腺增生的早期信号，尤其夜尿次数增多更具有临床意义。原来不起夜的中老人出现夜间1~2次的排尿，常常反映尿道早期梗阻的来临，而从每夜2次发展至每夜4~5次甚至更多，说明了病变加重。若并发感染、结石，则有尿痛、血尿。

什么原因会导致前列腺增生

各种病原体感染，主要途径是尿路感染。当身体疲劳，或长期处于焦虑、急躁、抑郁状态，导致机体免疫力下降，原先正常存在于泌尿系统中的不致病菌，也会使人生病，从而导致前列腺增生。此外，前列腺增生也与体内雌、雄激素水平失衡，吸烟，肥胖，酗酒关系密切。

艾灸在前列腺增生中的应用

中医所称的男胞相当于前列腺，任脉、督脉均起于胞中，布于躯干前后。应用灸法，可以温通任脉、督脉，扶助正气，疏通经络，即能增强和改善前列腺局部的微循环和代谢，相当于打开了前列腺的门户。那么，哪些前列腺增生的患者适合艾灸？

✪ 可选用艾灸

• 尿频，夜间尤为突出，排尿不畅或无力，神疲倦怠，畏寒肢冷，面色白，舌质淡、舌苔薄白，脉沉细，为肾阳衰微。

• 小便不畅，小腹疼痛，舌质紫暗或有瘀斑，脉弦或涩，为气滞血瘀。

• 尿频，排尿不畅或无力，甚至可出现夜间遗尿，倦怠乏力，气短懒言，食欲不振，面色白，舌质淡、苔白，脉细弱无力，为脾肾气虚。

✪ 不宜艾灸

• 尿黄而热，尿道灼热或涩痛，小腹拘急胀痛，口苦而黏，或虽渴但不欲饮水，舌红、苔黄腻，脉弦数或滑数，为湿热下注。

• 尿黄而热，神疲乏力，头晕耳鸣，心烦意乱，腰膝酸软，咽干口燥，舌红、苔少或薄黄，脉细数，为阴虚火旺。

艾灸治疗

» 常用穴位
中极穴、气海穴、三焦穴、膀胱俞穴。

» 穴位定位
中极穴：在下腹部，前正中线上，当脐中下4寸。
气海穴：在下腹部，前正中线上，当脐中下1.5寸。
三焦俞穴：在腰部，当第1腰椎棘突下，左右旁开1.5寸。
膀胱俞穴：在腰骶部，第2骶椎棘突下，左右旁开1.5寸。

» 穴位功效
中极穴为膀胱之募穴，为足太阳膀胱经经气的募集之地；膀胱俞穴为膀胱之背俞穴，两者配合有调理膀胱气机的作用。气海穴位于任脉，灸此穴可以激发人体元气，配合三焦俞穴能够行气通经，通利水道。四穴合用，使膀胱气化功能得以改善，水道畅通。

» 操作方法

中极穴、气海穴可用温和灸，三焦俞、膀胱俞穴可使用艾灸盒灸，每个穴位每次施灸15分钟，以患者局部皮肤潮红温热为度，每天1次。

» 其他穴位

神疲倦怠，畏寒肢冷，面色㿠白时可加肾俞穴、命门穴，有补肾助阳、温经通脉的功效；小腹疼痛，舌质紫暗或有瘀斑时可加血海穴、太冲穴，有行气活血的功效；倦怠乏力，气短懒言，食欲不振时可加足三里穴、中脘穴，有补中益气、健脾和胃的功效。

肾俞穴：在腰部，第2腰椎棘突下，旁开1.5寸。

命门穴：在腰部，后正中线上，第2腰椎棘突下凹陷中。

血海穴：在髌骨内上缘上方2寸。

太冲穴：在第1、2跖骨结合部前方凹陷中。

足三里穴：在小腿外侧，膝眼下3寸。

中脘穴：在腹部，前正中线上，脐中上4寸。

温馨提示

☆ 不要憋尿，憋尿会使膀胱逼尿肌张力减弱，诱发急性尿潴留。

☆ 饮食一定要清淡，吃容易消化的食物，可以多吃蔬菜水果，少吃辛辣肥甘。

☆ 保持清洁卫生，男性的阴部通风比较差，容易藏污纳垢，易诱发前列腺炎、前列腺增生症等疾病。因此患者必须坚持每天用温水清洗阴部。

☆ 保持心情舒畅，切忌忧思恼怒。

二、前列腺炎

什么是前列腺炎

前列腺炎是男性疾病中的常见病，我国50岁以下的成年男性患病率较高，其中高发年龄31~40岁。该病具有病因复杂、经久不愈、易反复等特点。前列腺炎根据其病因可分为感染性与非感染性，但其临床表现类似，常表现为尿频、尿急、尿道灼热感，小便后尿道口出现有色分泌物，可有阳痿、早泄、射精时疼痛，会阴部、肛周、下腹部胀痛，以及紧张、焦虑、烦躁、多疑等症状。我们这里提及的前列腺炎，指非细菌性前列腺炎。

🐝 什么原因会导致前列腺炎

☆ 性生活过频、过多手淫，造成前列腺液滞留于前列腺内或溢于尿道内，诱发前列腺炎。

☆ 久坐，使前列腺长时间受到挤压，导致局部血液循环不畅造成血瘀，引起前列腺炎。

☆ 酗酒。乙醇能加快血液循环，扩张内脏血管、引起内脏器官充血。前列腺对乙醇十分敏感，饮酒过多，最容易导致的就是前列腺炎。

☆ 受凉、过劳导致机体抵抗力下降，机体容易感受相关邪气而出现前列腺炎。

🐝 艾灸在前列腺炎中的应用

✪ 可选用艾灸

• 尿道口溢出白色分泌物，尿频、尿不尽，腰骶、会阴等处隐痛，或阳痿、早泄、遗精、性功能减退，面色苍白，气短乏力，胃口差，舌质淡、苔白薄，脉沉细或弱，为脾肾两虚。

• 尿道口溢出白浊，量少，小便滴沥涩痛，或有血精，会阴部刺痛不适，痛至睾丸、阴茎或少腹，眼眶黑，舌质紫或有瘀斑，脉涩，为瘀血阻滞。

✪ 不宜艾灸

• 排尿时有灼热感，尿色赤黄浑浊，舌质红、苔黄腻，脉弦滑数，为湿热久蕴。

• 尿道口流白浊，小便量少、色赤或涩痛，头晕眼花，失眠多梦，遗精，手脚心及胸口烦热，口咽干燥，性欲亢进，舌偏红、舌苔薄或少苔，脉细数，为阴虚火旺。

🐝 艾灸治疗

> » **常用穴位**
> 关元穴、阴陵泉穴、曲泉穴。
> » **穴位定位**
> 关元穴：在下腹部，前正中线上，当脐中下3寸。

阴陵泉穴：在小腿内侧，当胫骨内侧髁后下方凹陷处。

曲泉穴：在膝关节内侧横纹端上方的凹陷中，左右腿各有一穴。

» 穴位功效

关元穴被称为"男子藏精女子蓄血之处"，灸此穴能温经通络，祛寒除湿；阴陵泉穴健脾利湿；曲泉穴为五输穴，五行属水，能通利水道。三穴合用，水道得通，散寒除湿，温通止痛。

» 操作方法

关元穴可用艾灸盒灸，阴陵泉穴与曲泉穴可用温和灸。每个穴位每次施灸15分钟，以患者局部皮肤潮红温热为度，每天1次。

» 其他穴位

小便滴沥涩痛，会阴部刺痛不适，眼眶黑，可加合谷穴、太冲穴，以行气活血。面色苍白，气短乏力，胃口差，舌质淡、苔白薄，脉沉细或弱，可加气海穴、中脘穴，以健脾益气。

合谷穴：在手背第1、2掌骨间，当第2掌骨桡侧的中点处。

太冲穴：在第1、2跖骨结合部前方凹陷中。

气海穴：在下腹部，前正中线上，当脐中下1.5寸。

中脘穴：在腹部，前正中线上，脐中上4寸。

🐝 温馨提示

☆ 包皮过长者要尽早做包皮环切术，预防尿路感染。

☆ 避免房劳过度，树立正确的性观念。

☆ 避免憋尿、久坐，加强体育锻炼。

☆ 应戒酒，忌辛辣刺激食物。

三、不育症

🐝 什么是不育症

不育症指正常育龄夫妇婚后有正常性生活，在1年或更长时间，不避孕，由于男方因素导致未生育。我国不育的发病率约为6%~15%，但近年来不育症的发病率呈递增趋势，这种增长趋势可能与晚婚、晚育、人工流产、性传播疾病、环境污染等因素相关，给无数家庭带来莫大困扰。从西医学上来讲，不育可分为原发性不育与继发性不育两种。原发性不育是指男性从未使任何女性受孕；继发性不育是指曾使女性伴侣受孕，而后未采取避孕措施1年以上未使女方受孕。

🐝 什么原因会导致不育症

☆ 疾病因素：性功能障碍、免疫性不育、睾丸生精功能异常、输精道梗阻、精子精浆结构异常、生殖道感染、内分泌疾病、染色体异常等。最常见的是生殖道感染。一些感染，常常可以直接损害睾丸，最后直接导致继发性男性不育症。

☆ 不良生活习惯，例如酗酒、吸烟、熬夜、高温洗浴等。

☆ 饮食污染。据有关资料统计，因食品污染导致的男性精子数量减少、受精能力减弱等疾病使男性不育率在逐年上升。

☆ 精神因素。生活、工作压力过大，长期精神紧张等，不仅导致人体免疫系统的能力直线下降，也会影响到生殖系统，降低生育能力。

🐝 艾灸在不育症中的应用

艾灸具有温经散寒、活血化瘀、温补脾肾之功，可以用来治疗不育症。那么，什么样的不育症患者适合艾灸呢？

✪ 可选用艾灸

• 平素容易感冒，或有食欲不振大便稀溏，腹胀腹痛，恶心欲吐，头昏自汗，面色少华，舌淡、边有齿痕、舌苔薄白，脉细弱，为脾肺气虚。

• 性欲减退，阳痿早泄，或精子数少、成活率低、活动力弱，神疲倦怠，面色无华，舌质淡、苔薄白，脉沉细无力，为气血两虚。

• 精液清稀而冷，精子数量减少、活动率低或力弱，或伴有阳痿早泄，形寒肢冷，腰膝酸冷，面色晦暗或淡，头晕耳鸣，尿频便溏，阴部湿冷，舌质淡、苔薄而润，脉沉弱无力，为肾阳虚衰。

• 精子畸形率高或死精过多，阴囊睾丸刺痛，射精不畅，精稠有块状物，面色暗或紫，胸胁胀痛，舌质暗红或有瘀斑、苔白，脉沉涩或弦，为气滞血瘀。

✪ 不宜艾灸

• 死精、血精、脓精或精液黏稠不液化，伴有尿末滴沥，灼热刺痛或小便黄赤，腰膝酸沉困重，阴囊股间潮湿，口苦，舌红、苔腻或黄，脉滑，为湿热下注。

• 精液量少、精子数量减少，或精液液化不良，性欲亢进，遗精滑精，心烦盗汗，寐差梦多，口燥咽干，舌质红或淡、苔少或薄，脉沉细，为肝肾阴虚。

艾灸治疗

» **常用穴位**

关元穴、三阴交穴、气海穴。

» **穴位位置**

关元穴：在下腹部，前正中线上，当脐中下3寸。

三阴交穴：在小腿内侧，当足内踝尖上3寸，胫骨内侧缘后方。

气海穴：前正中线上，当脐中下1.5寸。

» **穴位功效**

三阴交穴，三条阴经交会之处，能调补肝肾、健脾养血；关元穴培元固本；气海穴温阳益气。三穴合用，使得肾气充足，气血精液畅通，精子得以化生。

» **操作方法**

关元穴、气海穴可用艾灸盒灸，三阴交穴可用温和灸，每个穴位每次施灸15分钟，总的艾灸时间不超过半小时，以患者局部皮肤潮红温热为度，每天1次。

» **其他穴位**

容易感冒鼻塞，咽痛咳嗽，或有纳少便溏，可加灸肺俞穴、中脘穴。形寒肢冷，腰膝酸冷，可加灸命门穴、肾俞穴。情志抑郁，胸胁胀痛可加灸肝俞穴。

肺俞穴：在背部，第3胸椎棘突旁开1.5寸。

中脘穴：在腹部，前正中线上，当脐中上4寸。

命门穴：在腰部，当后正中线上，第2腰椎棘突下凹陷中。

肾俞穴：在腰部，当第2腰椎棘突下，旁开1.5寸。

温馨提示

☆改变不良的生活习惯，戒烟戒酒，杜绝不良性生活。

☆清淡饮食，多食用含锌、钙等食物。吃过于油腻的东西，会影响性欲。

☆睾丸是一个很娇嫩的器官，生活中应尽量避免接触放射性物质、高温及毒性物质。

四、遗精

🐝 什么是遗精

遗精，是男性进入青春发育期的一个重要标志，是一种正常的生理现象。任何一位发育健康的男性在青春期及以后都有可能发生遗精现象。青春期后的男性，若每月遗精次数为1~2次，则属于正常。倘若遗精次数频繁，超过正常次数，几天发生1次或1个月内发生4~5次以上，或婚后男子有了有规律的性生活仍有发生频繁的遗精，是不正常的遗精，属病理性。在梦中发生的遗精称为梦遗；在清醒状态下发生的遗精叫作滑精。

🐝 什么原因会导致遗精

男孩子进入青春期，都会经历遗精的现象，这属于正常的生理现象。不过，频繁遗精应引起重视。那么哪些因素容易导致频繁遗精呢？

☆ 缺乏正确的性知识，思想过多集中于性相关事物上，经常处于色情冲动中或有手淫习惯。

☆ 性器官或泌尿系统的局部病变，如包茎、包皮过长、尿道炎、前列腺炎等，这些病变可以刺激性器官而发生遗精。

☆ 穿过紧内裤、盖被子裹挟太紧，导致外力挤压而刺激生殖器发生频繁遗精。

☆ 体质虚弱，各脏器的功能不够健全，如大脑皮层功能不全，失去对低级性中枢的控制，而勃起中枢和射精中枢的兴奋性增强，从而发生遗精。

🐝 艾灸在遗精中的应用

遗精疾病本质为肾气不足，精气虚损，命门火衰失于温煦，精关不固失于封藏，艾灸具有温煦命门、补肾止遗的作用。那么，什么样的遗精适合艾灸呢？

✪ 可选用艾灸

• 梦遗频繁，劳累后加重，心慌气短，神疲自汗，面色苍白，失眠健忘，胃口不佳，舌质淡、苔薄，脉细弱，为心脾两虚。

• 遗精频繁，受凉后加重，腰膝冷痛，面色苍白，阳事不举或举而不坚，精神萎靡，小便清长，舌质淡、苔白，脉沉细，为下元虚寒。

• 遗精频发，烦躁多梦，胸闷气短，嗳气频作，胁肋胀痛，口苦咽干，舌有紫斑、苔薄，脉弦，为肝郁血瘀。

✪ 不宜艾灸

• 梦则遗精，头晕耳鸣，腰膝酸软，心悸健忘，颧红烘热，咽干口燥，精神疲乏，小溲短赤，舌质红，脉细数，为心肾不交。

• 遗精多梦，头晕耳鸣，情绪烦躁，阳事易举，腰膝酸软，口干颧红，舌质红、少苔，脉细数，为阴虚火旺。

艾灸治疗

» 常用穴位

肾俞穴、志室穴、关元穴。

» 穴位定位

肾俞穴：在腰部，当第2腰椎棘突下，旁开1.5寸。

志室穴：在腰部，当第2腰椎棘突下，旁开3寸。

关元穴：在下腹部，前正中线上，当脐中下3寸。

» 穴位功效

关元穴为人身元阴元阳交关之处，有强肾壮阳、增强性功能的功效；肾俞穴，可温经散寒、益肾助阳；志室穴可填精益髓、补肾养阴。三穴合用，可以温肾助阳，固精止遗。

» 操作方法

关元穴可使用温和灸，肾俞穴、志室穴可使用艾灸盒灸，每个穴位每次施灸15分钟，总的艾灸时间不超过半小时，以患者局部皮肤潮红温热为度，每天1次。

» 其他穴位

乱梦纷纭，头晕目眩，梦遗频繁，心慌怕凉，可加心俞穴、神门穴，有镇静安神、宁心益智的作用。精神萎靡，腰膝酸软，怕冷，可加命门穴、太溪穴，有补肾益阳、调和气血的作用。胸闷气短，嗳气频作，胁肋胀痛，舌有紫斑，可加血海穴、太冲穴，有疏肝理气、活血化瘀的作用。

心俞穴：背部，第五胸椎棘突下，旁开1.5寸。

神门穴：腕横纹尺侧端，尺侧腕屈肌腱的桡侧凹陷处。

命门穴：腰部，第2腰椎棘突下，旁开1.5寸。

太溪穴：足内侧，内踝后方与脚跟骨筋腱之间的凹陷处。

血海穴：髌骨内上缘上方2寸。

太冲穴：第1、2跖骨结合部前方凹陷中。

温馨提示

☆ 平时应注意调摄心神，排除杂念，以持心为先，同时应节制房事，戒除手淫。

☆ 避免接触色情书刊及影片，防止过度疲劳及精神紧张。

☆ 睡眠时，养成侧卧习惯，被子不要盖得太暖，内裤不宜过紧。

☆ 在饮食上需要注意少食辛辣刺激性食物及香烟、酒、咖啡，保证营养均衡。

五、早泄、阳痿

什么是早泄、阳痿

早泄的临床表现主要是射精过快，一般认为性交的时间短于2分钟，或长期不能使女方达到性高潮称为早泄，以20~45岁间的中青年男性患者较为多见。引起早泄的病因虽可分为心理性与器质性，但为心理性因素居多。情绪焦虑，年轻时惯用手淫自慰，夫妻感情不融，对配偶厌恶等，皆可导致早泄。

阳痿是指阴茎勃起硬度不足以插入阴道，或虽能勃起，但维持时间不足以圆满地完成性交，而且其发生频率超过性生活频率的50%。阳痿可分为功能性及器质性两种。器质性阳痿是指身体器官出现了器质性改变，阻碍性反射的相关环节，导致无法勃起或者不能维持勃起至性交完成。器质性阳痿，往往是不可逆的，只能尽可能控制病情的进一步发展，一般占阳痿的10%左右。功能性阳痿是指身体器官没有器质性病变，出现勃起障碍只是由于身体出现功能性问题，并形成错误的性神经反射，最终导致障碍出现。它是可逆的，可以通过正确的身体调控，心理、行为调节去纠正，占阳痿的90%左右。

什么原因会导致早泄、阳痿

早泄长期失治、误治常可发展为阳痿，在中医学上两者的病位皆属于肾，其基本病机为肝、肾、心、脾受损，经脉空虚或经络阻滞。

☆ 长期手淫，或性生活过于频繁，纵欲过度，导致肾精亏虚，宗筋不用。

☆ 不良的生活习惯，如吸烟、饮酒、熬夜，使人处于亚健康状态，从而导致阳痿。

☆ 长期服用一些药品，如止痛药、抗肿瘤药、抗焦虑药等。

☆ 精神因素，幼年时期性心理受到创伤形成阴影；同房时出现紧张、激动、害怕和焦虑的心理；或夫妻感情不和，对女方存有潜在的敌意、怨恨、恼怒、过分畏惧、崇拜等负面心理活动等，易引起早泄、阳痿的发生。

艾灸在早泄、阳痿中的应用

这类疾病阳虚居多，且多见于肾阳虚，艾灸具有补肾壮阳、活血化瘀的作用，可以取得较好疗效。

✪ 可选用艾灸

• 阳事不举，精少清冷，阴囊阴茎冰凉冷缩，腰酸膝软，头晕耳鸣，畏寒肢冷，精神萎靡，面色㿠白，舌淡、苔薄白，脉沉细，为命门火衰。

• 阳事不举，精神不振，夜寐不安，健忘，胃纳不佳，面色暗淡，舌淡、苔薄白，脉细，为心脾两虚。

• 阳痿不举，或举而不坚，胆怯多疑，心悸易惊，夜寐不安，易醒，苔薄白，脉弦细，为惊恐伤肾。

✪ 不宜艾灸

• 阴茎痿软，阴囊湿痒臊臭，下肢酸困，小便黄赤，苔黄腻，脉濡数，为湿热下注。

• 梦则遗精，寐则盗汗，情绪烦躁，腰酸膝软，舌红、少苔，脉细数，为肝肾阴伤。

艾灸治疗

> **» 常用穴位**
> 关元穴、气海穴、命门穴、三阴交穴。
>
> **» 穴位定位**
> 关元穴：在下腹部，前正中线上，当脐中下3寸。
> 气海穴：在下腹部，前正中线上，当脐中下1.5寸。
> 命门穴：在腰部，当后正中线上，第2腰椎棘突下凹陷中。
> 三阴交穴：在小腿内侧，内踝尖直上3寸。
>
> **» 穴位功效**
> 关元穴为元气出入之要塞，可补肾强身；气海穴为先天元气之海，主一身之气；命门穴为补肾要穴，是补肾固精要穴；三阴交穴属脾经，又为肝肾二经交会穴，此穴一穴而三效，既补肾又调肝脾。数穴合用，加强了补肾壮阳、益气固本之功效。

» 操作方法

关元穴、气海穴、命门穴可使用温和灸，三阴交穴可使用艾灸盒灸，每个穴位每次施灸15分钟，总的艾灸时间不超过半小时，以患者局部皮肤潮红温热为度，每天1次。

» 其他穴位

失眠，乱梦纷纭加灸神门穴、太溪穴。精神不振，胃口不佳，面色暗淡加灸足三里穴、阴陵泉穴。胆怯多疑，心悸易惊，加灸太冲穴、心俞穴。

神门穴：在腕横纹尺侧端，尺侧腕屈肌腱的桡侧凹陷处。

太溪穴：在足内侧，内踝后方与脚跟骨筋腱之间的凹陷处。

足三里穴：在小腿外侧，膝眼下3寸。

阴陵泉穴：在小腿内侧，胫骨内侧下缘与胫骨内侧缘之间的凹陷中。

太冲穴：在足背侧，第1、2跖骨结合部之前凹陷处。

心俞穴：在背部，第5胸椎棘突下，旁开1.5寸。

温馨提示

☆ 调整心情，消除焦虑、紧张、抑郁等负面情绪，建立和谐夫妻性关系。

☆ 戒烟戒酒，养成良好的生活习惯。

☆ 避免色情放纵，情思过度，克服过度手淫的不良习惯，做到房事有节，起居有常。

☆ 积极治疗可能引起早泄的各种器质性疾病，从根本上避免早泄的发生。

☆ 适量运动，但不可过累，以微微汗出为度。

第五节　小儿健康

一、小儿厌食

什么是小儿厌食

日常生活中，有些孩子食欲非常好，能够很顺利地进餐；而有些孩子即使丰盛的美食摆在面前也不感兴趣甚至抵触，这种情况可以称之为厌食。厌食是小儿时期的一种常见现象，当小儿较长时间厌恶进食，哭闹不愿意吃饭，食量甚至体重明显减少，可以认为小儿出现了厌食现象。

小儿厌食可能发生在四季，夏季暑热厌食的发生率偏高，症状也更加明显。各个年龄段的儿童都可能出现，以1~6岁最常见。城市儿童发病率相较农村儿童来说更高一些。一般来说，厌食的儿童除了食欲不振外，没有其他的不适，精神状态较好者，不需要进行治疗。但是长期厌食的儿童因为营养不足，抵抗力下降，身体比较虚弱，影响生长发育和智力发展，容易引发其他疾病，需要引起家长的重视。

什么原因会导致小儿厌食

☆ 喂养不当

随着家庭经济条件的改善，市场上儿童零食供应琳琅满目，小儿零食摄取比重大幅提升，零食偏于高脂、高糖，会增加饱腹感，使食欲下降，以及不定时进餐、不规律起居等都会影响食欲。这也是城市儿童易得厌食症概率较高的原因。

☆ 他病影响

小儿时期体质较弱易生病，感冒、咳嗽、腹泻等经常发生，病后脾胃消化系统常会受到影响，食欲较差，日久易引发小儿厌食。许多药物有恶心、呕吐等胃肠道副作用，会引发或加重厌食。

☆ 先天不足

由于母体虚弱，小儿在母体中禀赋不足，脾胃功能较弱，出生后表现为不愿意吮吸母乳。从西医学分析即身体缺乏某种微量元素及某些内分泌激素不足可引起厌食。

☆ 情志失调

小儿受惊吓后精神萎靡，活动减少，进食也相应减少；或是离开亲人进入陌生环境后，情绪低落，也会引起厌食。城市儿童由于其所处环境特殊性，与大自然接触较少，活动空间相对不足，且学习节奏快、压力较大，因情志失调引发的厌食较农村儿童更多见；不过，近些年农村留守儿童因亲情欠缺引发的一系列身心健康问题逐年增多，某种程度上也应当受到一定程度重视。

艾灸在小儿厌食中的应用

艾灸具有温经散寒、通经活络等功效，对于小儿厌食有较好的疗效。医院就诊小儿容易紧张、哭闹，在家中为其艾灸不失为一种很好的治疗方法。那么，什么类型的小儿厌食适合艾灸呢？

✪ 可选用艾灸

• 时常嗝气，大便不正常，食后经常出现腹胀哭闹，精神状态较好，体重没有明显下降，舌淡红、苔薄白或薄腻，脉尚有力，为脾失健运。

• 大便不成形，大便中混有不消化食物，面色没有光泽，偏于黄白、欠红润，体形较瘦，倦怠疲乏，喜静不爱活动，舌质淡、苔薄白，脉缓无力，为脾胃气虚。

✪ 不宜艾灸

如果小儿进食较少，但饮水较多，皮肤干燥，大便偏干，小便色黄，甚者经常烦躁，睡觉时间少，手心、脚心发热，舌红、干燥，脉数，这种情况为脾胃阴虚火旺，不宜进行艾灸。

艾灸治疗

» 常用穴位

中脘穴、足三里穴。

» 穴位定位

中脘穴：在上腹部，前正中线上，当脐中上4寸。

足三里穴：在小腿前外侧，外膝眼穴下3寸，距胫骨前缘1横指（中指）。

» 穴位功效

中脘穴是任脉穴位，位于上腹部，距离胃较近，有补益脾胃的功效，可促进胃肠蠕动。足三里是胃经要穴，为强壮保健要穴之一，灸之可促进胃动力，能提高多种消化酶的活力，增进食欲，帮助消化食物，是治疗消化系统疾病的重要穴位。

» 操作方法

足三里穴可使用温和灸，取小儿合作、舒适体位，手执点燃的艾条，对准足三里穴，距离以患儿感到温热、舒适为度，约距皮肤2~3cm。艾条可缓慢地在足三里穴上、下移动，以不灼伤皮肤为准，灸至皮肤稍见红晕为度。

中脘穴可使用艾灸盒灸，每穴可灸15~20分钟，每周2~3次即可，恢复正常食欲后艾灸可调整为每周1次，持续调整脾胃功能，助力小儿成长。

> **» 其他穴位**
>
> 若小儿可配合，可加脾俞穴、胃俞穴两个穴位。脾俞穴、胃俞穴为脾和胃的在背部的输注点，具有调理脾胃的功效，二穴合用对于胃脘胀满、不喜进食、消化不良等消化系统疾病有较好的治疗作用。
>
> 脾俞穴：在背部，第11胸椎棘突下，旁开1.5寸。
>
> 胃俞穴：在背部，第12胸椎棘突下，旁开1.5寸。

温馨提示

☆ 合理喂养

养成良好的饮食习惯从小抓起。4个月以内的婴儿最好采用纯母乳喂养，按顺序合理添加辅食，不要操之过急。小儿饮食以主副食为主，不乱加额外的"营养食品"，不要使用补药和补品去弥补孩子营养的不足。

☆ 培养良好的饮食卫生习惯

定时进食，饭前不吃零食（包括饮料），吃水果也应当在饭后。零食及水果中的糖分含量均较高，进食后血糖升高必然影响食欲。家长要注意经常变换饮食的品种，避免单一，要荤素搭配。动物食品含锌较多，须在膳食中保持一定的比例。

☆ 保持轻松愉快的进食情绪

创造良好的用餐氛围，不要着急催促，不要威胁恐吓小儿进食，也不要恳求小儿进食，要使孩子愉快心情地摄食。

☆ 积极治疗

自行艾灸2周仍未见好转者应及时到专科医院就诊。

二、小儿疳积

什么是小儿疳积

小儿疳积，相当于西医的营养不良，表现为饮食异常，大便干稀不调，面色无光泽，毛发稀疏枯黄，肢体消瘦，腹胀，烦躁不宁或萎靡不振，揉眉擦眼，吮指，磨牙等。

小儿疳积以5岁以下儿童最为多见。农村儿童发病率较城市儿童稍高。疳积起病缓慢，病程较长，对小儿的生长发育有不同程度的影响，严重的还可能危及生命安全，该病被古人视为恶候，列为儿科四大要证之一。当今，随着人们生活水平的不断提高，本病的发病率已明显减低，但仍有少数患儿治疗不恰当，预后较差，需要引起家长的重视。

什么原因会导致小儿疳积

☆ 喂养不当

喂养不当是引起疳积最常见的原因。喂养不当，乳食太过或不及，均可损伤脾胃，引起疳积。太过指的是乳食无度，过多食用零食、生冷、坚硬难以消化的食物、滋补的食物，导致小儿消化吸收能力变差，造成胃肠负担，久而久之，食积成疳。乳食不及指的是宝妈母乳不足、奶粉调配过稀、没有及时添加辅食，或者断奶太早，或者小儿挑食、偏食，导致营养失衡，久之不能满足小儿生长发育的需求，日渐消瘦而形成疳积。

☆ 居住环境

有研究表明，儿童居住条件差，患病几率相应增高，疾病会大量消耗儿童体内营养物质，且日久会损伤脾胃功能，导致儿童发生疳积。

☆ 禀赋不足

母亲孕期久病，或者早产、多胎，小儿在母体中禀赋不足，出生后往往脾胃功能薄弱，消化吸收能力差，不能正常地从食物中摄取营养，进而影响生长发育，发为疳积。

艾灸在小儿疳积中的应用

❂ 可选用艾灸

• 大便时干时稀，乏力倦怠，不喜活动，不喜进食，唇舌色淡，脉细无力，为脾胃虚弱。

• 可见肚子膨隆，不喜进食，大便酸臭且夹有不消化食物，舌淡、苔腻，脉沉细而滑，为食积。

• 可见十分喜爱进食，进食量多，或喜欢吃奇怪的食物，肚子胀大，经常有腹痛、吮吸手指、磨牙，舌淡，脉细弦，为虫积。

❂ 不宜艾灸

患儿经常烦躁，睡觉时间少，手心、脚心发热，舌红、少津，苔少甚者舌苔剥落，脉细数，为阴虚潮热。

艾灸治疗

» 常用穴位

中脘穴、足三里穴、脾俞穴。

» 穴位定位

中脘穴：在上腹部，前正中线上，当脐中上4寸。

足三里穴：在小腿前外侧，犊鼻穴下3寸，距胫骨前缘1横指（中指）。

脾俞穴：在背部，第11胸椎棘突下，旁开1.5寸。

» 穴位功效

中脘穴位于腹部，是胃在腹部经气输出的地方，主治胃脘部疾病。足三里穴是胃经上的穴位，是胃的经气下合于下肢的腧穴。脾俞是脾在背部经气输出的地方，主治脾胃疾病，有健运脾胃、化滞消疳的功用，又可加强全身气血运行，强身健体。

» 操作方法

足三里穴、脾俞穴可使用温和灸，取小儿合作、舒适体位，手执点燃的艾条，对准足三里穴、脾俞穴，距离以患儿感到温热、舒适为度，约距皮肤2~3cm。艾条可缓慢在足三里穴上、下移动，以不灼伤皮肤为准，灸至皮肤稍见红晕为度。中脘穴位可使用艾灸盒灸，每穴可灸15~20分钟，每天1次，每周2~3次。

» 其他穴位

食积可加梁门穴，梁门穴为胃经腧穴，位于上腹部，可促进脾胃运化，消饮食积滞；虫积可加天枢穴，天枢穴位于腹部，有较好的调理胃肠功能之效。

梁门穴：在上腹部，当脐中上4寸，距前正中线2寸。

天枢穴：在腹中部，脐中旁开2寸。

温馨提示

☆ 合理喂养

提倡母乳喂养，乳食定时定量，按时按序添加辅食，饮食要富含营养，易于消化，婴儿添加辅食不可过急过快，应由少及多，由稀至稠，由单一到多种，循序渐进。疳积的患儿可适当多食锅巴、鸡肝、山楂、南瓜等食物。

☆ 合理安排饮食起居

保证小儿充足的睡眠时间，经常户外活动，呼吸新鲜空气，多晒太阳，增强体质，纠正饮食偏好，不要贪吃零食，少食油腻食物，纠正饥饱无常的饮食习惯。

☆ 积极治疗

发现体重不增或减轻，食欲减退时，要尽快查明原因，及时加以治疗。

☆ 注重患儿护理

定期测量患儿的体重、身高，以及时了解和分析病情，检验治疗效果。

三、小儿百日咳

🐝 什么是小儿百日咳

春季早晚温差较大，天气不稳定，孩子很容易感冒。普通感冒并不难治，看了医生、吃了药之后，鼻塞、流涕的症状基本能够缓解，但唯独咳嗽总不见好。孩子一咳能咳半个月、1个月，甚至更长。民间一直就有小儿"百日咳"的说法，但民间说的"百日咳"和医学上的百日咳是不同的。民间说的百日咳通常是指咳嗽的时间长，可能由多种原因引起。而医学上的"百日咳"则是特指由百日咳杆菌引起的急性呼吸道传染病，临床以阵发性、痉挛性咳嗽和咳嗽末有较长的鸡鸣样吸气性吼声为特征，未经治疗可迁延2~3个月，故有"百日咳"之称。患儿开始时会出现流涕、喷嚏、低热、轻咳等类似感冒的症状，一般2周后咳嗽逐渐加剧，有剧烈的阵咳，激烈的咳嗽持续不断甚至导致呼吸困难。成串、痉挛性咳嗽后，伴鸡鸣样吸气性回声。6个月以下的婴儿和成人一般不出现典型的鸡鸣。持续6周后逐渐减轻。成年和青年以及未完全免疫的儿童，症状比较温和。百日咳病情易反复，病程长。

百日咳可以发生在任何季节，我国在每年的4~9月为发病高峰期。百日咳疫苗的广泛应用显著降低了本病的发病率和病死率。然而，20世纪80、90年代起一些疫苗高覆盖的国家百日咳发病率有所增加。关于我国百日咳流行病学报告显示2004~2019年我国百日咳发病呈现先降后升的趋势性变化，后10年的发病整体呈上升趋势。百日咳多发生于婴幼儿，年龄越小，病情大多越重。所以小儿百日咳应受到重视。

🐝 什么原因会导致小儿百日咳

患者喷嚏、咳嗽或讲话时，病原菌随飞沫而出，小儿吸入带菌的飞沫而患病。百日咳杆菌为鲍特杆菌属，侵入呼吸道黏膜，在纤毛上皮进行繁殖，使纤毛麻痹，上皮细胞坏死，炎性渗出物及黏液排出障碍，堆聚潴留，不断刺激神经末梢，导致痉挛性咳嗽。

中医上认为百日咳是因外感百日咳时邪而致病。小儿肺常不足，容易感受外邪，年龄越小，肺脏越娇弱，感受外邪的机会也会越多。

🐝 艾灸在小儿百日咳中的应用

艾灸具有温经散寒、防病保健等功效。小儿百日咳可以尝试先用艾灸治疗。但是艾灸治疗小儿百日咳也有特定的条件。那么，什么样的小儿百日咳适合艾灸呢？

✪ 可选用艾灸

• 起病1周之内，咳嗽，喷嚏，鼻流清涕，可能伴有发热，咳痰清稀容易咳出，量不多，舌苔薄白，脉浮，为风寒犯肺。

• 病后期，症状缓解，咳嗽逐渐减轻，咳声无力，痰白色稀，疲倦无力，不喜欢活动，食欲差，舌淡、苔薄白，脉细弱，为肺气不足。

✪ 不宜艾灸

• 起病1周之内，鼻流浊涕，可能伴有发热，咳嗽、痰黄黏稠，苔薄黄，脉浮数，为风热犯肺。

• 一般从发病第2周起，咳嗽连作，持续难止，痰色黄黏稠难以咳出，日轻夜重，咳剧烈时咳后伴有深吸气样鸡鸣声，吐出痰涎及食物后，痉咳才能暂时缓解，但不久后又复发。每次痉咳多出于自发，也可由外因，如进食、用力活动、闻到刺激性气味、情绪激动引起发作。一般3周后，可出现眼睛红赤，胁肋处疼痛，口内溃疡，舌质红、苔薄黄，脉数，为痰火阻肺。

• 病后期，伴有痰少黏稠，或干咳少痰，声音嘶哑、低热，夜间汗出、烦躁容易哭闹，舌红少苔，脉细数，为肺阴亏虚。

🐝 艾灸治疗

> **» 常用穴位**
> 肺俞穴、尺泽穴。
> **» 穴位定位**
> 肺俞穴：在背部，第3胸椎棘突下，后正中线旁开1.5寸。
> 尺泽穴：患儿屈肘，在肘横纹中，肱二头肌腱桡侧凹陷处。

» 穴位功效

肺俞穴为肺的背俞穴，为肺气输注于背腰部的腧穴。肺主呼吸，肺俞穴可以疏风解表，宣利肺气。尺泽穴是肺经合穴，可以清热解表，理气止咳。

» 操作方法

可使用温和灸肺俞穴、尺泽穴两穴对小儿百日咳进行治疗。患儿取合作、舒适体位，施术者手执点燃的艾条，对准腧穴，约距皮肤2~3cm，以患儿感到温热、舒适、无灼痛为度，以不灼伤皮肤为准，灸至皮肤稍见红晕为度。操作者可以将食指、中指放在穴位两侧，通过操作者手指感受热度来调节艾灸的时间和距离。每穴可灸15~20分钟，每天1次，每周2~3次。

» 其他穴位

风寒犯肺，可加大椎穴以宣肺益气；肺气不足，可加足三里穴以补益肺脾之气、增强抵抗力。

大椎穴：在后正中线上，第7颈椎棘突下凹陷中。

足三里穴：在小腿外侧，犊鼻穴下3寸，犊鼻穴与解溪穴连线上。

❋ 温馨提示

☆ 接种疫苗

按时接种百白破三联疫苗。

☆ 合理安排饮食起居

注意休息，保证小儿充足的睡眠时间。经常户外活动，呼吸新鲜空气，但又要防止受风受凉。避免接触烟尘、刺激性气味。保持心情愉快，防止精神刺激、情绪波动。饮食要富有营养并且容易消化，不吃辛辣等刺激性的食物，可以少食多餐。

☆ 积极治疗

自行艾灸1周未好转者应及时到专科医院就诊。

☆ 注重患儿护理

易患病的小儿在疾病高发期、流行期要避免去公共场所。发现小儿患百日咳要及时隔离4~7周。幼小的患儿要注意防止呕吐物呛入气管，避免引起窒息。

四、小儿夜啼

什么是小儿夜啼

小儿夜啼是指小儿在白天的时候可以安静入睡，到了夜里则啼哭不安，时哭时止，或者每到夜里的特定时间啼哭，严重时会整夜哭闹，多见于新生儿及婴儿。小儿夜里哭闹，致使睡眠时间不足和睡眠质量下降，对婴幼儿的中枢神经系统、免疫功能以及内分泌系统的发育和成熟都有严重的影响，因此小儿夜啼危害小儿健康，是许多家长急切需要解决的问题。

什么原因会导致小儿夜啼

为什么有的孩子白天安然无恙，反而到晚上会啼哭呢，我们可以从以下几个方面进行分析。

婴儿夜间啼哭可分为生理性与病理性两种。当婴儿感到饥饿、寒冷、炎热、潮湿不适或明显的痒痛感时，常常以哭闹的形式表达需求及不满，这种啼哭是生理反应，不属病态，只要去除不适的环境，啼哭可以很快停止。排除生理性原因后，如果婴幼儿仍然啼哭不止，且为一段时间内首次发作，务必警惕是否存在急腹症等危重疾病，避免漏诊。此外有些小孩儿必须由家长怀抱入睡，除去以上情况及如发热、口疮等疾病影响，其他原因不明的婴幼儿夜间啼哭、不得安卧归为夜啼范畴。

夜啼的病因包括先天和后天两个因素。先天因素主要在于孕母素体虚寒或性情急躁，遗患于胎儿；后天因素则有患儿腹部受寒、体内积热（小儿母胎受热、喂养过温，导致心火过旺）、喂养过饱（喂养小儿过饱，胃不和则睡不安，腹胀疼痛多啼）、暴受惊恐等因素。

艾灸在小儿夜啼中的应用

艾灸具有温经散寒、安神益智等功效。小儿一般口服用药比较困难，为其艾灸不失为一种很好的治疗方法。然而有的小儿进行艾灸后夜啼并未有缓解，甚至有加重情况的出现。

❂ 可选用艾灸

• 小儿哭声低弱，睡觉时喜欢蜷曲身体，腹部胀满，接受按摩，手足温度不高，面色多青白，不想吃饭或吸吮无力，大便稀，小便清，舌质淡、苔薄白，指纹淡红或青，为脾寒夜啼。

- 啼哭有力，不爱吃饭、消化不好，腹胀或腹痛，口腐味臭，大便有腥臭味，舌苔白厚或黄厚，为乳滞夜啼。
- 夜间阵发恐惧啼哭，好像看见了奇怪的东西，神情不安，哭声尖锐，面色乍青乍白，紧偎母怀，舌苔正常，脉数，指纹紫，为惊恐伤神。

✪ 不宜艾灸

夜间不睡觉而啼哭不宁，啼哭声较响，见灯尤甚，哭时面赤唇红，烦躁不宁，大便干结，小便短黄，舌尖红、苔薄黄，指纹紫，为心经积热。

艾灸治疗

» **常用穴位**
百会穴、鬼哭穴。

» **穴位定位**
百会穴：在头部，前发际正中直上5寸。
鬼哭穴：在大拇指背侧，拇指桡侧爪甲角处为1穴，直对桡侧指甲角处之皮部为1穴，两手共计4穴。

» **穴位功效**
百会穴位居颠顶部，其深处即为脑之所在，百会穴与脑密切联系，是调节大脑功能的要穴，可安神益智，调节机体的阴阳平衡。鬼哭穴是治疗小儿夜啼及精神疾病的专用穴，有止哭、安神的功效。

» **操作方法**
灸百会穴时，患儿取正坐位，点燃纯艾条，用温和灸，艾条离百会穴距离稍远，艾灸时注意力要集中，不可走神，以防烫伤皮肤、毛发。每天1次，每次10分钟，灸至夜啼止住为度。
灸鬼哭穴时，用艾炷（麦粒大小）直接灸3~7壮/次，疗效不佳可灸至14壮/次，每周3次。

» **其他穴位**
若小儿兼有腹胀、腹痛等消化系统的症状时，可以选择灸足三里穴。足三里穴有健脾和胃的作用。对于腹胀、不喜进食、消化不良等消化系统疾病引起的夜啼症具有较好的作用。
足三里穴：在小腿外侧，犊鼻穴下3寸，犊鼻穴与解溪穴连线上。

🌾 **温馨提示**

☆ **注意保暖**

脾寒夜啼的患儿脾胃之气较弱，应该保证患儿所处卧室温度不低于22℃，夏日不要让患儿处于空调直吹的房间，患儿入睡务必有暖物覆盖胸、腹，防止受寒邪。

☆ **热饮热食**

不能给患儿冷食及温度较低的冷饮，患儿如果是食用奶粉，冲泡后不宜让奶温过低，以免食冷伤脾。不要让患儿过饱，以免饮食不化，积滞伤胃。

☆ **免受惊吓**

小儿胆小怯弱，避免异声异响，慎防惊恐。

五、小儿遗尿

🌾 **什么是小儿遗尿**

小儿遗尿是指3周岁以上小儿在睡觉中排尿，醒了以后才知道，每周超过一定次数，持续至少3个月。中医学又称"遗溺"。西医学称为"儿童单症状性夜遗尿"。

小儿遗尿是家长普遍关心的问题。该病男童患病率约是女童的2倍，国外报道5岁儿童患病率为15%，国内报道该病的患病率为4.6%。由于本病发病机制复杂，至今尚未完全阐明，家庭遗传、睡眠障碍、发育迟缓、抗利尿激素分泌异常、叶酸和维生素B_{12}缺乏等均可导致小儿遗尿，重症病例白天也会遗尿，影响到小儿自尊心和自信心，引起注意力不集中、焦躁、多动、空想、幻觉、性格孤僻、易激惹等异常，进而导致体质下降和疾病发生，影响患儿身心健康和生长发育，是威胁小儿健康的疾病之一。

🌾 **什么原因会导致小儿遗尿**

☆ **遗传因素**

遗尿可以遗传，许多尿床的儿童，其父亲或母亲乃至近亲可能有遗尿病史。研究证实，父母两方均存在遗尿史者，孩子发生遗尿的可能性约为77%，若一方存在遗尿史，孩子发生遗尿的可能性约为44%。

☆ **早产**

早产是儿童遗尿最显著的一个高危因素。早产儿除了有遗尿之外，还往往伴随如注意缺陷多动障碍等其他的问题。

☆ 发育迟缓

由于部分患儿大脑唤醒中枢发育延缓，保持婴儿时期的排尿模式，控制排尿的抗利尿激素夜间分泌减少，夜间尿量增多，但膀胱容量相对较小，因此易出现遗尿。

☆ 便秘或继发性泌尿系统感染或尿路梗阻

尿床的儿童常有便秘的问题，这是因为便秘时，直肠的粪块强烈刺激感觉神经，使大脑对膀胱产生充盈感而造成尿床。泌尿系统感染或尿路梗阻常可导致遗尿，但多伴有排尿困难、尿频、尿急等症状。

☆ 先天性脊柱裂

骶椎隐裂可能会引发脊髓栓系综合征，导致调控人体大小便的神经受到影响，上传功能差，导致膀胱充盈信息不能有效地上传至中枢而发生遗尿。脊柱裂者甚至会阴部的痛觉也不能上传，脊柱裂如失去早期手术的机会，将终身遗尿。

☆ 深睡

小儿常在睡前玩得较疲乏，睡眠中不易唤醒，也多在梦境中尿床。若睡前饮水较多，则更易发生尿床。

☆ 家长不科学的排尿训练

如未培养规律排尿习惯；长期使用纸尿裤不注意患儿排尿；患儿尿床后斥责或惩罚等。

哪些小儿遗尿适合艾灸

✪ 可选用艾灸

夜间遗尿，多则一夜数次，尿量多，小便清长，面色少华，神疲倦怠，畏寒肢冷而遗尿者，属虚证。

✪ 不宜艾灸

夜间梦中遗尿，小便量少色黄，大便干结，性情急躁，夜卧不安，属实证。

艾灸治疗

» 常用穴位

百会穴、神阙穴、关元穴。

» 穴位定位

百会穴：在头部，前发际正中直上5寸。

神阙穴：在上腹部，脐中央。

关元穴：在下腹部，脐中下3寸，前正中线上。

» 穴位功效

百会穴位于颠顶，为督脉腧穴，督脉贯通一身之阳气，故百会穴可升提阳气，防止脏器或体液下脱。神阙穴，在脐孔处，是胎儿在母体内，连系脐带以供胎儿的营养，赖此官阙，输送营养，灌注全身，遂使胎体逐渐发育，因此神阙穴有温通元阳、益气养血的功效。关元穴是元气的聚集地，可以补益中气，艾灸关元穴可以补肾培元，温阳固脱。

» 操作方法

神阙穴选用隔盐灸：在神阙穴位上放面碗，添满盐，盐上放艾炷，患儿如觉烫时则把面碗移开。关元穴用隔附子饼灸：将附子研成细末，用水适量，加凡士林油少许，制成软硬适中的附子饼，用针刺出一些密集的小孔，其上放置艾炷，放在穴位处，点燃施灸。百会穴用隔姜灸：鲜生姜切薄片（直径2~3cm、厚0.2~0.3cm），中间以针穿刺数孔，上至艾炷，放在穴位上，点燃施灸。灸完1壮，可只换艾炷。每天灸1次，每次30分钟，5次为1个疗程，以皮肤温热、不痛、可以忍受为度，避免烫伤。

🦗 其他穴位

在小儿配合的前提下，可加中极穴、命门穴。中极穴，膀胱之气在腹部结聚的腧穴，有调理下焦、补肾固摄的功效。命门穴可温补阳气、培元补肾。

中极穴：在下腹部，脐中下4寸，前正中线上。

命门穴：在腰部，第2腰椎棘突下凹陷中，后正中线上。

🦗 温馨提示

☆ 消除紧张心理，切勿责打

遗尿容易使患儿变得害羞、焦虑、恐惧及畏缩。如果家长不顾及患儿的自尊心，采用打骂、惩罚等手段，会使患儿更加委屈和忧郁，加重心理负担，尿床的症状不但不会减轻，反会加重。对待遗尿的患儿，以安慰为主，并向正确方向引导，消除紧张心理。

☆ 睡前尽量不饮水

每至傍晚以后要少饮水，晚饭偏干些，少吃流质，不宜食用西瓜、生梨、橙子等多汁水果及牛奶，以减少夜里膀胱的贮尿量。

☆ 培养规律的生活、饮食起居习惯

使孩子的生活、饮食起居有规律。避免让孩子过度疲劳及精神紧张。最好能让孩子坚持睡午觉，以免夜间睡得太沉，不易被唤醒起床小便。

☆ 睡前不要太兴奋

睡前家长不要逗孩子玩，不要让孩子剧烈活动，更不可看惊险紧张的影视片，以免孩子过度兴奋。

☆ 睡前鼓励孩子去排尿

每晚睡觉前，要告诉孩子，去把小便排干净、彻底，以使膀胱里的尿液排空。

☆ 及时更换孩子尿湿的被褥、衣裤

孩子睡觉的被褥要干净、暖和。尿湿之后，应及时更换，不要让孩子睡在潮湿的被褥里，这样会使孩子更容易遗尿。

☆ 及时治疗

科学的排尿训练仍是治疗儿童遗尿不可忽视的重要措施。家长一旦发现宝宝遗尿，应及时至医院就诊，千万别因"尿床不是病"的错误观念而延误了最佳治疗时机。治疗期间嘱患儿树立信心，养成良好排尿习惯。

六、小儿腹泻

🐝 什么是小儿腹泻

小儿腹泻是一组多病原、多因素引起的以腹泻为主要症状并常伴有呕吐的综合征。该疾病的临床症状为大便次数增加，大便性状发生改变，即呈现稀便、水样便、黏液便和脓血便的状态；大便次数较多，基本上一天超过3次。本病一年四季均可发生，但以夏秋季节最为多见。

小儿腹泻是儿童较为常见的疾病之一，是5岁以下儿童死亡的第二大原因。在我国，全人口的腹泻发病率为0.17~0.70次/人年，5岁以下儿童则为2.50~3.38次/人年。小儿腹泻的治疗仍是关键。

🐝 什么原因会导致小儿腹泻

☆ 自身因素

小儿形气未充，免疫功能也未发育成熟，当病原菌如细菌、病毒、真菌及寄生虫随受污染的食物进入体内后，易引发肠炎，形成感染性腹泻。感染性腹泻占腹泻的80%，就发病数量来说，感染性腹泻是发病数最多的传染病。小儿年幼，脏腑娇嫩，消化系统发育不成熟，酶活性较差，如果摄入淀粉类、脂肪类食物过多，肠道负担重，会引起小儿消化功能的紊乱，导致腹泻；再加上部分小儿存在喂养不均衡、喂养时间不固定、喂养方式不合理等问题，都有可能引发小儿腹泻。另外对于部分小儿来说，有可能会对某一种营养物质过敏，进而引起腹泻。

☆ 抗生素的使用

长期使用抗生素，容易引起小儿肠道菌群出现紊乱，为病菌繁殖创造机会，进而对肠壁产生刺激，直接影响小儿的肠道吸收功能，引起腹泻。

☆ 气温变化

气温骤降可以是此病的诱因。致病菌轮状病毒适合在初秋的温度下滋生，而小儿抵抗力弱，身体的免疫功能不能很快适应这种天气变化，容易受到病毒侵害。

🐝 艾灸在小儿腹泻中的应用

艾灸有温热之力，对虚性、寒性的腹泻，可更好发挥温中散寒、补虚扶正的作用。艾灸治疗小儿腹泻，止泻起效时间快，可缩短腹泻时间，改善腹泻症状，同时该法操作简单，无不良反应，安全可靠，避免了小儿服药困难、内服药物的毒副作用等不足，发挥了中医外治法优势。

✪ 可选用艾灸

• 大便急、色黄绿，伴有不消化食物，有酸臭味，可伴呕吐，腹胀，食欲不振，舌苔厚腻，脉数，指纹紫滞，为脾虚食滞。

• 大便稀溏如水，气味清腥，神疲，纳差，四肢不温，舌淡，脉濡无力，指纹色淡，为脾肾阳虚。

✪ 不宜艾灸

泻下稀薄如水注，粪色深黄而臭，发热，口渴，小便短黄，舌苔黄腻，指纹色紫，为胃肠湿热。

艾灸治疗

» 常用穴位
天枢穴、神阙穴、足三里穴。

» 穴位定位
天枢穴：在上腹部，横平脐中，前正中线旁开2寸。

神阙穴：在上腹部，脐中央。

足三里穴：在小腿外侧，犊鼻穴下3寸，犊鼻穴与解溪穴连线上。

» 穴位功效
天枢穴为大肠之气结聚在腹部的腧穴，艾灸此处可调理肠腑，使肠功能趋向正常化。神阙穴，位于脐中央，灸神阙穴可促进阳气升发，激发经络之气，健脾利湿，从而治疗腹泻。足三里穴是足阳明胃经要穴，可调动胃经气血，健脾止泻，还有温通经脉、祛除寒湿的作用。

» 操作方法
足三里穴采用艾条灸法，艾条点燃后距穴位处的皮肤约5cm，随时调节施灸距离，患儿感到舒适无灼痛感，以皮肤潮红为度。天枢穴、神阙穴可采用艾灸盒灸。每次20分钟，每天1次，连续治疗15天。

» 其他穴位
对于久泻不止的患儿，多为体虚久病，以致脾胃虚寒不能运化食物，应加补益升提、补虚强壮的穴位。百会穴，位于头顶部，为诸阳之会，可以升阳固脱，灸之可使阳气旺盛，有升举收摄之功，治疗慢性腹泻疗效显著。关元穴是补气的要穴，艾灸关元穴有补益元气、提高患儿机体免疫力的作用。

百会穴：在头部，前发际正中直上5寸。

关元穴：在下腹部，脐中下3寸，前正中线上。

温馨提示

☆ 提倡母乳喂养

为了尽可能地减少婴幼儿发生秋季腹泻的概率，应坚持母乳喂养婴儿，尽量不要在夏季给婴儿断奶。若婴儿对母乳仍有食欲，应继续母乳喂养；若婴儿是采用人工喂养的方式，应为其喂养无乳糖的奶粉，或在喂养时将牛奶稀释；若已经为婴儿添加面片、稀粥等辅食，即使婴儿的粪便量有所增加也无妨，因为腹泻患儿仍可以将摄入的脂肪和蛋白质吸收60%，摄入的糖可以吸收80%。但应避免过食或食用富含脂肪的食物。

☆ 合理饮食

饮食应卫生、定时定量，不要暴饮暴食，食品应新鲜、清洁，不可过食肥甘厚腻之品。可以在患儿的病情有所好转后，给予其正常饮食。此过程切勿操之过急，以防腹泻反复发作。

☆ 适量运动，注意保暖

加强户外活动，注意气候变化，及时增减衣服，避免受凉。在照顾患儿时，应加强对其腹部的保暖，在患儿腹部放热水袋，并轻揉肚子，从而缓解其腹部疼痛。

☆ 注意卫生

家长要为小儿有效洗手，婴幼儿每次饮食前都要洗手，要使用肥皂和流动水，清洗干净。人工喂养每次喂食前要用开水洗烫食具，最好每天煮沸1次。小儿的玩具和能够触摸到的家具要勤用清水冲洗。

☆ 做好肠道和呼吸道隔离

不要带小儿到人多的公共场所，避免接触病儿。有感染性腹泻（细菌、病毒感染引起的腹泻）的患儿传染性很强，必须注意隔离。

☆ 及时医院就诊

自行艾灸3天腹泻症状无缓解者应及时到医院就诊。

第六节　未病先防，五脏更强

一、健脾养胃

为什么要健脾养胃

健脾养胃，纳香食味。现代人的快节奏生活，常常让我们忽略了自身的健康。压力过大、焦虑烦躁、不规律饮食、嗜食生冷辛辣、久坐不动……让原本脆弱的脾胃不堪重负。于是各种问题就来了，胃胀、胃痛，便秘、腹泻，睡不好、吃不香，久而久之就会导致体质差，气色差，皮肤差。脾胃出现问题，不但影响食欲、睡眠、情绪，时间长了，还会引起器质性疾病。相反，脾胃健运，能让身体气血充足，保证各个器官有条不紊地工作。其实我们很多人都处于一种亚健康状态，这时常困扰我们，影响工作、学习和生活。

中医认为，脾胃为后天之本，气血生化之源。人从出生之后所有的生命活动所需的大量能量，都有赖于后天脾胃输送的营养物质。它是生命健康的轴心力量。先天不足的，可以通过后天调养补足，同样可以延年益寿；如果先天非常好，但是不重视后天脾胃的调养，久之也会多病减寿。

脾胃不好的原因

☆ 饮食不当

食物入胃，在胃的初步消化后形成食糜，然后依靠脾的运化作用变为体内精微物质且将精微物质输送至全身以充养。因此，损伤脾胃的坏习惯主要和饮食有关。如生冷的食物会带着寒气进入身体，容易伤及脾胃。饥一顿、饱一顿也会对脾胃产生伤害，其中暴饮暴食是主要原因。

☆ 思虑过多

中医认为"思伤脾"，如果思虑过多，就会损伤脾气，从而影响食物的消化和吸收。

☆ 药物影响

有些药品容易伤脾胃，很多西药都会刺激肠胃，比如硫酸亚铁、胍乙啶、阿司匹林等。一些苦寒类的中药，如板蓝根等，虚寒体质、经常腹泻的人也不宜久服。

哪类人群适合艾灸健脾养胃

工作生活中我们经常会碰到这样的人，他们总说"中午吃多了，我胃好疼""我胃不舒服，不想吃饭"。我们一般会称他们脾胃不好，脾胃不好应该怎么调理呢？

艾灸调理是一个不错的选择。中医认为，脾具有"土"的特性，土很容易吸水，所以湿气进入体内最容易伤脾，而现代人大多都存在"脾湿"问题。艾灸具有健脾和胃、散寒祛湿的功效。那么哪些脾胃不好的人可以艾灸呢？

❂ 可选用艾灸

• 不想吃饭，腹胀，进食后腹胀明显，大便稀薄，肢体倦怠，不喜运动，形体消瘦或肥胖浮肿，面色淡黄或萎黄，舌淡、苔白，脉缓或弱，为脾胃气虚。

• 不想吃饭，进食少，腹胀腹痛，喜温喜按，手脚凉，面色白少光泽，口淡不渴，大便稀，夹有不消化食物，或肢体浮肿，小便短少或女性白带清稀量多，舌质淡胖或有齿痕、舌苔白滑，脉沉迟无力，为脾胃阳虚。

❂ 不宜艾灸

虽然饥饿但也不愿意进食，胃脘嘈杂，胀满不适，隐隐灼痛，皮肤干燥，大便偏干，小便色黄，甚者经常烦躁，睡觉时间少，手心、脚心发热，舌红少津，苔少，甚者舌苔剥落，脉细数，为脾胃阴虚。

🐝 艾灸治疗

» 常用穴位

中脘穴、足三里穴、脾俞穴、胃俞穴。

» 穴位定位

中脘穴：在上腹部，脐中上4寸，前正中线上。

足三里穴：在小腿前外侧，犊鼻穴下3寸，犊鼻穴与解溪穴连线上。

脾俞穴：在背部，第11胸椎棘突下，后正中线旁开1.5寸。

胃俞穴：在背部，第12胸椎棘突下，后正中线旁开1.5寸。

» 穴位功效

中脘穴是胃气结聚于腹部的腧穴，有健脾和胃的作用，可以调理肠胃功能，促进消化吸收，使人体的营养物质充足，气血旺盛。足三里穴是胃经要穴，有"肚腹三里留"之说。艾灸足三里穴，可健脾和胃，强壮保健，延年益寿之功。脾俞穴为脾气输注于背部的腧穴，可健脾利湿，调理脾胃的功效。胃俞穴为胃气输注于背部的腧穴，可和胃健脾，适用于消化系统疾病。

» 操作方法

足三里穴可使用温和灸，取患者舒适体位，手执点燃艾条，对准足三里穴，约距皮肤2~3cm，以患者感到温热舒适、皮肤稍见红晕为度，以不灼伤皮肤为准。中脘穴、脾俞穴、胃俞穴可使用艾灸盒灸。每穴可灸15~20分钟，每天1次，每周2~3次。

» 其他穴位

脾胃气虚可加气海穴，气海穴如同气之海洋，故名气海，为保健要穴，有益气固摄之效。脾胃阳虚可加关元穴，有温阳散寒、健脾升阳的功效。

气海穴：在下腹部，脐中下1.5寸，前正中线上。

关元穴：在下腹部，脐中下3寸，前正中线上。

温馨提示

☆ 少吃多餐

每餐吃七分饱即可，可以少食多餐。忌暴饮暴食。

☆ 合理饮食

按时、规律饮食。可多食用蔬菜和粗纤维食物如芹菜、全麦等。少吃过冷、过酸、辛辣、油炸、烟熏等刺激性食物，不饮酒，少饮浓茶、咖啡等。

☆ 注重食疗

人以水谷为本，养脾胃最好的莫过于五谷。《黄帝内经》讲："五谷为养，五果为助，五畜为益，五菜为充。"谷物（主食）是人们赖以生存的根本，所以平常可多吃五谷粗粮，如粳米、玉米、薯类。另外有些食物，例如小米、南瓜、胡萝卜、土豆、黑木耳等，都是很好的养胃食品。

☆ 适当锻炼

可以选择一些和缓、低强度、可以持续坚持的运动方式，例如慢跑、体操、跳舞等项目。以微出汗，不过度为宜。有些人易气短、喘息，则强度不适合，运动过强会加重症状。饭后、睡前可以搓热双手以肚脐为中心顺时针环绕按摩数圈，搓热双手按摩小腹以护养肚腹。

☆ 调节情绪

"思伤脾"，情绪低落则会茶饭不思，进而饮食不规律又会伤及脾胃，以此循环。现在生活压力大，所以应当注重劳逸结合，及时调节情绪，保持心情愉快，以顾护脾胃。金元时期著名医家李东垣在其《脾胃论》中指出："内伤脾胃，百病由生。"脾胃和才能安五脏，养好脾胃是重中之重。

二、养肝柔筋

为什么要养肝柔筋

养肝柔筋，健步如飞。生活中我们经常会由于一个姿势不当或者运动时撞击，出现肢体某处疼痛、活动不利等，到医院就诊拍完片子后医生会告诉我们，骨头没事，肌腱、韧带受损伤了。除了医生给我们对症处理外，我们自己该如何防护，才能早日恢复呢？老年人运动不灵活，动作迟缓，活动后容易疲劳，有什么办法能让他们缓解以上情况呢？

肌腱、韧带属于筋膜，又称为筋，附着于骨头、关节，连接关节、肌肉，主管人体关节运动的组织。中医认为，肝主筋，筋依赖肝血的濡养，肝血充足，筋得其养，才能运动灵活有力。如果肝血不足，筋脉得不到很好的濡养，那么运动能力就会减退。

为什么会出现筋损

☆ 外力损伤

直接暴力、间接暴力都可引起筋伤，如跌仆、碾轧、举重、扭伤等；另外，某一局部活动过度，也可引起劳损伤筋。

☆ 感受风寒湿邪

风寒湿邪乘虚侵袭，经络阻塞，气机不得宣畅，引起肌肉挛缩或松弛无力，而致关节活动不利，肢体功能障碍。

☆ 年老体弱

老年人肝肾亏虚，气血衰少，失于濡养，体质较弱，举动无力，稍过劳累，即感筋骨酸痛，易发劳损。

哪类人群适合艾灸养肝柔筋

艾灸具有温经散寒、疏通经络、补益气血等功效，对于筋损人群有较好的调理作用。那么哪些人可以艾灸吗？

✪ 可选用艾灸

• 肢体麻木，头晕眼花，视力减退，或女性月经量少、色淡，甚则闭经，指甲色淡，面色白、少光泽，舌淡，脉细，为肝血虚。

• 筋伤处刺痛、夜间痛甚，有明显外伤史，或伴有胸胁、少腹胀满疼痛，妇女可见乳房胀痛，舌苔薄白，脉弦，为气滞血瘀。

✪ 不宜艾灸

肢体麻木不仁，皮肤干燥，两目干涩，隐隐灼痛，面部烘热或两颧潮红，大便偏干，小便色黄，甚者经常烦躁，睡觉时间少，手心、脚心发热，舌红、少苔，脉弦细数，为肝阴虚。

艾灸治疗

» 常用穴位

阳陵泉穴、足三里穴、阿是穴、肝俞穴。

» 穴位定位

阳陵泉穴：在小腿外侧，腓骨头前下方凹陷中。

足三里穴：在小腿外侧，犊鼻穴下3寸，犊鼻穴与解溪穴连线上。

阿是穴：以痛为腧，取最痛的点。

肝俞穴：在背部，第9胸椎棘突下，后正中线旁开1.5寸。

» 穴位功效

阳陵泉穴是筋会，凡是与筋相关的疾病，都可选用此穴来治疗，有疏利肝胆、疏通经脉之功。足三里穴是养生保健要穴，中医上讲，脾胃是后天之本，气血化生之源。艾灸足三里穴，可调理脾胃，充足气血，强身壮体，延年益寿。阿是穴，压痛点取穴，可疏通局部经络气血。肝俞穴位肝气在背部结聚的腧穴，主治肝经疾病，肝又主治筋类疾病的功效，取该穴可起到养肝柔筋之功。

» 操作方法

阳陵泉穴、足三里穴、阿是穴可使用温和灸或雀啄灸，患者取舒适体位，施术者在正确选取穴位后，手执点燃艾条，对准腧穴，距离皮肤2~3cm，以患者感到温热舒适无灼痛、皮肤稍见红晕为度，以不灼伤皮肤为准，或对准穴位一上一下雀啄样灸。肝俞穴可使用艾灸盒灸。每穴可灸15~20分钟，每天1次，每周2~3次。

» 其他穴位

肝血虚可加血海穴，本穴为脾经所生之血的聚集之处。脾统血，故该穴有补血、调血、摄血之效。气滞血瘀可加三阴交穴，三阴交穴为肝脾肾三经交会穴，有健脾疏肝益肾、疏通经络、活血祛瘀之效。

血海穴：在股前内侧，髌底内侧端上2寸，股内侧肌隆起处。

三阴交穴：在小腿内侧，内踝尖上3寸，胫骨内侧缘后际。

🐝 温馨提示

☆ 保持乐观心态。"怒伤肝"，切忌生气、急躁、焦虑。

☆ 保证睡眠充足。保持充足的睡眠，避免过度劳累，合理作息，有利护肝。

☆ 避免过度饮酒。过度饮酒伤肝，应尽量避免。

☆ 注重食疗养生。有益肝脏的食物有：燕麦、玉米、大蒜、鲜奶、胡萝卜、豆类、薏仁、枣、芝麻、海带、洋葱、桑椹、鱼、瘦猪肉、猪肝、牛肝、蜂乳及各种新鲜水果和蔬菜等。

☆ 加强体育锻炼。适量运动是护肝的好办法。锻炼不仅可促进血流通畅，使肝有足够的氧和营养物质供应，而且可加速新陈代谢，起到保肝的作用。

三、宁心安神

🦗 为什么要宁心安神

宁心安神，气定神闲。工作生活中是否经常感到精力不足，萎靡不振，记忆力减退，脑力迟钝，注意力不集中，工作效率显著降低，即使是充分休息也不能消除疲劳感，有时伴有失眠、烦躁易怒等症状，但全身检查后，无器质性疾病。这种情况多是由于巨大的精神压力或者长期处于紧张状态，心、肝、脾三脏功能失调所致，多见于中、重度脑力劳动者以及长期出差者。虽然没有器质性病变，但严重影响了生活质量，给患者带来极大的痛苦。属于中医的"郁病""失眠""虚劳""心悸"等范畴。中医往往把这种心神不安的情况责之肝、脾、肾。

🦗 心神不安的原因

☆ 长期过劳

工作、生活过度劳累，缺乏充分的休息，使紧张和疲劳得不到恢复，是心神不安的易发因素。

☆ 精神刺激、焦虑

凡能引起神经活动过度紧张并伴有不良情绪的情况都可能是神经衰弱的致病因素。如亲人离世、家庭不睦、事业受挫、人际关系紧张、生活节律被打乱及长期心理矛盾得不到解决时均可能诱发本症。

☆ 营养失调

人体摄入食物，通过胃脾的受纳、运化成为精微，以滋养五脏六腑，若营养失调，五脏不能得以濡养，也可诱发心神不安。

🦗 哪类人群适合艾灸宁心安神

艾灸具有调和气血、调节阴阳、扶正祛邪的作用。那么哪些心神不安的人可以艾灸呢?

❂ 可选用艾灸

• 精神抑郁，情绪不宁，夜卧不安，胸部满闷，胁肋胀痛，痛无定处，脘闷嗳气，不思饮食，大便不调，女子月经不调，舌淡红、苔薄，脉弦，为肝气郁结。

- 多思善疑，头晕神疲，心悸胆怯，失眠健忘，腹胀纳呆，面色不华，倦怠乏力，女子月经量少，舌淡、苔薄白，脉细弱，为心脾两虚。

✪ 不宜艾灸

精神恍惚，心神不宁，胸闷心悸，多疑易惊，虚烦不眠，噩梦纷纭，神疲健忘，潮热盗汗，腰酸膝软，舌红、少苔，脉细数，为心肾不交。

艾灸治疗

» 常用穴位

百会穴、四神聪穴、足三里穴。

» 穴位定位

百会穴：在头部，前发际正中直上5寸。

四神聪穴：在头部，百会穴前、后、左、右各旁开1寸，共4穴。

足三里穴：在小腿外侧，犊鼻穴下3寸，犊鼻穴与解溪穴连线上。

» 穴位功效

百会穴位于颠顶，诸阳交会之处，为督脉腧穴，督脉贯通一身之阳气，故灸百会可使人的情绪舒畅稳定，有宁心安神之效。四神聪穴，原名"神聪"，位于头顶部，由4个穴位组成，如神话中四路大神各自镇守一方一样，守卫百会穴，故名"四神聪"，有镇静安神、清头明目、醒脑开窍的作用。足三里穴，保健要穴，有补益脾胃、化生气血之效，艾灸该穴能使脾胃调和，防止情绪或消化系统自身疾病对身体的影响，消除疲劳。

» 操作方法

百会穴、四神聪穴、足三里穴均可使用温和灸法，患者取舒适体位，手执点燃艾条，对准腧穴，约距皮肤2~3cm，距离以患者感到温热、舒适、不痛为度，避免烫伤。每穴可灸15~20分钟，每天1次，每周2~3次。

» 其他穴位

肝气郁结可加肝俞穴，肝俞穴为肝的背俞穴，肝气输注于背部的腧穴，肝有调节情志的作用，选用肝俞穴可疏解郁结的肝气。心脾两虚可加脾俞穴，脾俞穴为脾气输注于背部的腧穴，可补脾以促进气血运化。

肝俞穴：在背部，第9胸椎棘突下，后正中线旁开1.5寸。

脾俞穴：在背部，第11胸椎棘突下，后正中线旁开1.5寸。

❀ 温馨提示

☆ 尽量保持良好的情绪

避免长期的紧张、焦虑，学会调节情绪、放松心情，保持积极向上的心态。

☆ 善于自我调节，张弛有度

工作过于紧张，过于繁忙，或学习负担过重以及生活压力很大的人，都有必要自我调节，合理安排好工作、学习和生活的关系，做到张弛有度，劳逸结合。

☆ 求助于医务人员

如果无法实现自我情绪调节，出现一些不能解决的心理问题或疾病先兆时，应立即求助专业人士，进行心理咨询、心理治疗或药物治疗，切莫讳疾忌医，但也不能有病乱投医。

四、补肺益气

❀ 为什么要补肺益气

补肺益气，强身健体。"气色"这个词很多人都应该听说过，那么，"气色"究竟指的是什么，为何能用来衡量人的身体状况？其实，气色这个词得拆开来看，在中医学中，人体的"气"是由先天的元气、后天的水谷精气和自然界清气组成，分布在全身各处；而"色"指的就是人的外表相貌，所谓"有诸内，必形于外"。内在的"气"与外在的"色"是存在联系的，因此曾国藩才在他的相面书《冰鉴》中说："人以气为主，于内为精神，于外为气色。"一个人的身体好坏、体内气足与不足，在一定程度上可以从外表的"色"中窥知。而一个人的脸色要红润好看，最根本的也就在于要补气。

说到补气，很重要的一点是补肺气。中医认为肺主皮毛，也就是说，肺脏通过它的宣发作用把水谷精微输布于皮毛，以滋养周身皮肤。我们常常看到有些女性朋友脸色苍白，或者萎黄憔悴，没有光泽，又或者色素沉着，年纪轻轻就生出了皱纹，这就是因为人体气虚血少、津血不能滋润充养肌肤所导致的。肺气足的人，皮肤就滋润光滑、有弹性，而肺气虚的人，则免不了皮肤暗淡干燥、毛发憔悴枯燥。肺气不足不仅会影响皮肤的暗淡与粗糙，更重要的是还会引发各种病证。

肺气虚的原因

☆ 生活作息不规律

不良的生活习惯如熬夜、抽烟等，都很有可能导致"肺气弱"；生活在污染严重的环境中，也容易使肺部受到侵袭。

☆ 思虑过多

中医认为"悲伤肺"，如果性格过于悲观，遇到一点小事就伤感，也很可能会伤到肺腑，从而导致肺气不足。而气弱又会影响一个人的情绪，使其更容易受到外物的影响，从而形成更加多愁善感的恶性循环。

☆ 他病影响

感冒，咳嗽，久咳耗伤肺气导致肺气不足，或因脾虚，水谷精微不能上荣于肺所致。多见于疾病的后期或慢性肺系疾患之中。

哪类人群适合艾灸补肺益气

首先，艾灸具有温补作用。艾灸可扶阳益气、调和营卫。艾灸可使肺气充足，肺润而不燥，调理肺和皮肤的表里关系。其次，艾灸具有通络作用。"灸之则透诸经"，因而通透经络也是其重要作用。艾火气味辛香，入经而行速，能攻窜经络，流通血脉，长于化痰。艾火温和，既能益元气、补肺气，又可调气活血；调气则气机畅达，行血则痰自去。那么哪些肺气不足的人可以艾灸呢？

✪ 可选用艾灸

• 气短喘促，或咳嗽，声音低微，神疲乏力，血压偏低，面色淡白或自汗，舌淡、苔白，脉虚无力者为肺气不足。

• 鼻塞，头昏头痛，恶风寒，疲倦乏力，舌苔薄白，脉浮无力者，为风寒犯肺。

✪ 不宜艾灸

干咳，痰少，咽干，口燥，手足心热，盗汗，便秘，或咯血，舌红、少苔、少津，脉细而数，为肺阴虚。

艾灸治疗

> **» 常用穴位**
> 关元穴、气海穴、肺俞穴。

» 穴位定位

关元穴：在下腹部，脐中下3寸，前正中线上。

气海穴：在下腹部，脐中下1.5寸，前正中线上。

肺俞穴：在背部，第3胸椎棘突下，后正中线旁开1.5寸。

» 穴位功效

关元穴有扶正益气之功，艾灸关元穴可以补肺气，增强体质。气海穴，为保健要穴，有益气固摄之效。肺俞穴是治疗肺脏疾病的要穴，善于治疗肺系疾患，如感冒、咳嗽、气喘等，有补益肺气的功效。

» 操作方法

关元穴、气海穴、肺俞穴均可使用艾灸盒灸。每穴可灸15~20分钟，每天1次，每周2~3次。

» 其他穴位

风寒犯肺可加大椎穴，大椎意指手足三阳的阳热之气由此汇入本穴并与督脉的阳气上行头颈，本穴内的阳气充足满盛如椎般坚实，故名大椎，有良好的疏散风寒之效。

大椎穴：在后正中线上，第7颈椎棘突下凹陷中。

温馨提示

☆ 规律生活习惯

不良的生活习惯如熬夜、抽烟等，都很有可能导致"肺气弱"。所以要摒弃不好的生活习惯，改善不健康的生活环境。

☆ 食疗

中医认为白色入肺，饮食上可以选用白色的食物，如白豆、白木耳、山药等。除此之外，还有许多清肺、补肺的食物，比如百合、鲜藕、猪肺、海蜇、柿饼、枇杷、无花果等。

☆ 适当锻炼

可以选择一些合适的运动方式，例如慢跑、体操、跳舞等项目，以微出汗、不过度为宜。

☆ 保持愉快心情

要保持愉悦、舒畅的心情和乐观的心态，避免悲观、忧郁。

五、益肾充髓

为什么要益肾充髓

益肾充髓，乌发固齿。爱美之心人皆有之，一头亮丽的秀发不仅给人带来自信，更能够提升个人的气质。当下头发问题困扰着很多人，他们尝试了不同的养发护发产品，仍会有掉发、毛糙等问题。还有一些人被牙齿问题困扰着，牙齿不牢固、掉牙等影响着正常生活。我们上述提到的这些是什么原因引起的呢？

《黄帝内经》说肾"其华在发"。头发是靠肾精滋养的，所以头发也可以作为肾精是否充足的外在征象。肾气旺盛，肾精充足，头发有足够的营养，头发才会黑丽；肾气亏虚，肾精不足，头发得不到足够的营养，就会导致头发焦枯发黄无光泽，或者头发白、脱落等。中医认为肾主骨生髓，肾气的充足与牙齿的坚固关系密切。肾充则骨坚，肾弱则牙齿松动易脱。由此可见，调理肾脏，对养生保健、延年益寿具有重要意义。

什么会肾虚髓亏

☆ 先天不足

肾为先天之本，藏有先天之精，父母精血不足，多导致子女肾虚。

☆ 过度劳累

从事正常的体力劳动是生活的需要，也能很好地锻炼身体，但长期超负荷地进行体力劳动导致体力的过分消耗会伤及肾气，对健康十分不利。房劳过度也会导致肾虚的发生。

☆ 饮食不节

口味过重不能节制也是导致肾虚的一大原因。咸入肾，适量食用可补肾强骨，但如果饮食长期偏咸，或者过量食用盐分含量过高的食物，会诱发肾虚。

☆ 情志失调

情志活动（精神状态）必须以内脏精气为物质基础，而不同的情志刺激也会对各脏有不同的影响。"恐伤肾"，恐惧过度伤及肾会导致肾气不固。

☆ 年老久病

男女自幼年开始肾气逐年充盛，至壮年则达极盛，而到了老年则因肾气衰退出现衰老。年老体衰，易形成肾虚；肾为五脏之首，若其他器官长期处于病变状况也可能牵连肾脏，造成肾虚。

哪类人群适合艾灸益肾充髓

《本草纲目》中记载："艾叶苦辛，生温，熟热，纯阳之性，能回垂绝之阳，通十二经，走三阴，理气血，逐寒湿，暖子宫……以之灸火，能透诸经而除百病。"李时珍对其功效评价为："可以回垂绝元阳""艾叶……灸之则透诸经，而治百种病邪，起沉病之人为康泰，其功亦大矣"。因而，艾本身与艾灸皆功主在补，且"治病灸疾，功非小补"。由于艾火连续燃烧，能使温热之气由孔穴传达经络，又因经络和脏腑相互联系，致使其直达五脏六腑，十二经脉循环全身，能壮元阳固虚脱，有培补元气、固阳益阴之功。在中医理论中，灸法是补肾的最强法，且无毒副作用。那么，什么样的肾虚适合艾灸呢？

✪ 可选用艾灸

• 体质虚弱，经常头晕眼花，耳鸣，腰酸腿软，不耐远行，夜尿频，男性阳痿早泄，女性月经不调，不孕不育，脉细弱、尺部沉迟等，为肾气虚。

• 在肾气虚表现的基础上，还有四肢畏寒、尿色清白而量多，五更泄泻，舌淡，脉沉迟等为肾阳虚。

✪ 不宜艾灸

在肾气虚的基础上，还有五心烦热，口干却不喜饮水，尿黄量少，舌干少津，脉细数，为肾阴虚。

艾灸治疗

> » 常用穴位
>
> 神阙穴、命门穴、肾俞穴、关元穴。
>
> » 穴位定位
>
> 神阙穴：在上腹部，脐中央。
>
> 命门穴：在腰部，第2腰椎棘突下凹陷中，后正中线上。
>
> 肾俞穴：在腰部，第2腰椎棘突下，后正中线旁开1.5寸。
>
> 关元穴：在下腹部，脐中下3寸，前正中线上。
>
> » 穴位功效
>
> 神阙穴既连接着五脏六腑，又负责联络全身的经脉，为周身经络的总枢，具有温补脾肾、交通心肾、温经通络、调和气血等功效。艾灸神阙

穴能够发挥以下作用：其一，调节脏腑气机升降以及气血运行；其二，正向调节免疫功能，实现有病治病、无病强身的目的。命门穴作为督脉之要穴，汇聚一身之阳，除了可以温肾助火外，通过一定的刺激手法可通调一身之阳气，因此艾灸命门穴具有温阳补虚、振奋阳气的作用。现代研究发现，艾灸命门穴可以提高阳虚质督脉的代谢热值。关元穴是元气的聚集地，可以补益元气，所以艾灸关元穴可以调补肾气，增强体质。

» 操作方法

首先准备和面，不粘手为度，制作中心空的面碗，双手把艾绒揉成梭形的艾炷。然后在神阙穴上方填满盐，上放面碗，面碗内放置艾炷，点燃艾炷进行艾灸。患者如觉烫时则把面碗移开，灸完1壮，只换艾炷不换盐，灸满3壮。命门穴、肾俞穴、关元穴可使用艾灸盒灸，每穴可灸15~20分钟，每天1次，每周2~3次。

» 其他穴位

肾气虚可加气海穴，有益气固摄之效。肾阳虚可加腰阳关穴，其位于腰背，是督阳与大肠交会所，因名腰阳关，可温肾阳，利腰膝。

气海穴：在下腹部，脐中下1.5寸，前正中线上。

腰阳穴：在腰部，第4腰椎棘突下凹陷中，后正中线上。

🌸 温馨提示

☆ 避免惊恐刺激，规律作息。"恐伤肾"，要避免惊恐刺激。生活起居要规律，远离熬夜、纵欲等不良习惯，多做户外运动，多与他人交流，放松身心。乐观豁达的生活态度和正常的生活作息是维持健康的良方。

☆ 饮食上可食用黑芝麻、枸杞、芡实、黑豆、黑木耳等。

☆ 经常进行腰部活动。适当运动可以健运命门，补肾纳气。脚心的涌泉穴是肾经要穴，经常按摩涌泉穴，可益精补肾、强身健体、防止早衰。

☆ 如肾虚的症状严重影响工作生活，自行艾灸1周无效者应及时到医院就诊。

参考文献

［1］东贵荣，马铁明.刺法灸法学［M］.北京：中国中医药出版社，2012.

［2］岑泽波.中医伤科学［M］.上海：上海科学技术出版社，1985.

［3］杨甲三.针灸学［M］.北京：人民卫生出版社，1988.

［4］袁浩.中医骨科学［M］.上海：上海科学技术出版社，1998.

［5］张安桢，武春发.中医骨伤科学［M］.北京：人民卫生出版社，1998.

［6］窦群立，牛淑亮.颈肩腰腿痛中医特效疗法［M］.北京：化学工业出版社，2012.

［7］陆成轩，许骞，叶儒琳，等.45℃艾灸"足三里"改善高脂血症大鼠血管内皮的氧化应激［J］.针刺研究，2023，48（4）：331-338.

［8］柯天行健，李国娜，李琪，等.艾灸与西药治疗慢性萎缩性胃炎疗效比较的Meta分析［J］.世界中医药，2022，17（3）：336-343.

［9］王慧，陈丽梅，单思，等.线粒体功能对细胞衰老的影响及中医药与艾灸延缓衰老的研究进展［J］.中国实验方剂学杂志，2022，28（7）：254-267.

［10］蔡路奎，李婧妍，姬秋彦，等.2004-2019年我国百日咳报告病例流行病学特征分析［J］.预防医学情报杂志，2021，37（8）：1036-1043.

［11］中华预防医学会疫苗与免疫分会，中华预防医学会.中国百日咳行动计划专家共识［J］.中国疫苗和免疫，2021，27（3）：317-327.

［12］中国中西医结合学会儿科专业委员会消化学组.中西医结合防治小儿腹泻病专家共识［J/OL］.世界中医药，2022，17（21）：2979-2984+2991［2022-07-08］.

［13］林玫，董柏青.感染性腹泻流行病学研究现况［J］.中国热带医学，2008（4）：675-677.